患者さんに語る

シンプル歯周治療

SIMPLE

編著	吉江 弘正
	和泉 雄一
著	多部田 康一
	高橋 慶壮
	三谷 章雄
	佐藤 聡
	両角 祐子
	三辺 正人
	工藤 値英子
	荒川 真一
	中島 啓介
	臼井 通彦
	吉成 伸夫
	石原 裕一
	五味 一博
	齋藤 淳
	今村 健太郎
	坂上 竜資
	山本 松男
	古市 保志
	八重柏 隆
	梅田 誠

医歯薬出版株式会社

執筆者一覧 (敬称略)

編集

吉江 弘正
新潟大学大学院医歯学総合研究科摂食環境制御学講座歯周診断・再建学分野　教授

和泉 雄一
東京医科歯科大学大学院医歯学総合研究科生体支持組織学講座歯周病学分野　教授

執筆

吉江 弘正
新潟大学大学院医歯学総合研究科摂食環境制御学講座
歯周診断・再建学分野　教授

多部田 康一
新潟大学大学院医歯学総合研究科摂食環境制御学講座
歯周診断・再建学分野　助教

高橋 慶壯
奥羽大学歯学部歯科保存学　教授

三谷 章雄
愛知学院大学歯学部歯周病学　教授

佐藤 聡
日本歯科大学新潟生命歯学部歯周病学　教授

両角 祐子
日本歯科大学新潟生命歯学部歯周病学　准教授

三辺 正人
神奈川歯科大学大学院歯学研究科口腔科学講座
歯周病学分野　教授

工藤 値英子
神奈川歯科大学大学院歯学研究科口腔科学講座
歯周病学分野　講師

和泉 雄一
東京医科歯科大学大学院医歯学総合研究科生体支持
組織学講座歯周病学分野　教授

荒川 真一
東京医科歯科大学大学院医歯学総合研究科生涯口腔
保健衛生学分野　教授

中島 啓介
九州歯科大学口腔機能学講座歯周病学分野　教授

臼井 通彦
九州歯科大学口腔機能学講座歯周病学分野　准教授

吉成 伸夫
松本歯科大学歯科保存学講座 (歯周)　教授

石原 裕一
松本歯科大学歯科保存学講座 (歯内)　教授

五味 一博
鶴見大学歯学部歯周病学講座　教授

齋藤 淳
東京歯科大学歯周病学講座　教授

今村 健太郎
東京歯科大学歯周病学講座　助教

坂上 竜資
福岡歯科大学口腔治療学講座歯周病学　教授

山本 松男
昭和大学歯学部歯周病学講座　教授

古市 保志
北海道医療大学歯学部口腔機能修復・再建学系
歯周歯内治療学　教授

八重柏 隆
岩手医科大学歯学部歯科保存学講座歯周療法学分野　教授

梅田 誠
大阪歯科大学歯周病学講座　教授

This book was originally published in Japanese
under the title of :

KANJASANNIKATARU SHINPURUSHISYUCHIRYO

(A Simple Narrative Approach in the Treatment of Periodontal Diseases)

Editors :
YOSHIE, Hiromasa
　Professor and Chair
　Division of Periodontology,
　Niigata University Graduate School of Medical and Dental Sciences

YUICHI Izumi, DDS, PhD
　Professor and Chair
　Department of Periodontology
　Graduate School of Medical and Dental Sciences
　Tokyo Medical and Dental University (TMDU)

© 2016 1st ed.

ISHIYAKU PUBLISHERS, INC.
　7-10, Honkomagome 1 chome, Bunkyo-ku,
　Tokyo 113-8612, Japan

はじめに

　わが国は，高い教育・経済水準，保健・医療水準に支えられ，2007年に「超高齢社会」に突入し世界でも有数の長寿国となっています．一方で，人口の急速な高齢化とともに，生活習慣病に起因して認知症や寝たきり等の要介護状態等になる患者さんが増加し，深刻な社会問題となっています．21世紀のわが国をすべての国民が健やかで心豊かに生活できる活力ある社会とするためには，生活習慣病等の発病を予防する「一次予防」に重点をおき，「健康寿命」の延伸を図っていくことが極めて重要です．歯科医療は「歯の健康」だけに焦点を合わせるのではなく，健康寿命を延ばすための医療として捉えられるようになりました．全身との関わりに特に関連の深い歯周病の予防や治療に積極的に取り組む必要性が強調されています．

　このような状況の中で，どのように歯周病を予防したらよいのか，どこに受診したらよいのか等，多くの方々は歯周病・歯周治療に高い関心を持っています．そのような声に応えるべく，「シンプル歯周治療」を企画しました．

　本書の制作にあたっては，執筆者全員が集合して本書の内容や執筆項目を吟味しコンセプトを確認したことが一番の特徴です．

　"難しいことばを簡単なことばに"，"複雑なことをシンプルに"，"深い内容をやさしく表現"することが基本でしたが，本書を出版する大きな目的は，歯周治療について，歯科医師が患者さんや歯科衛生士さんに"やさしく語る"ことができる書籍を作ることでした．それは，現在多くの歯周病・歯周治療の書籍があり，いささか情報過多となっている歯周病治療のコンセプトを一度見直していただくことでした．

　本書では歯周病の本質を明確にし，解説内容を絞りに絞り，二次的なことを削ぎ，一つの項目を語り過ぎない簡潔な内容となっています．それが本書のタイトルである「シンプル」の所以です．

　副題の「患者さんに語る」にもいくつかの意味があります．文字どおり来院する歯周病患者さんに分かり易く，病気と治療の本質を伝え，患者さんが治療に前向きになってもらうために，歯科医師や歯科衛生士さんの"語る力"を養うことをめざしました．また，この語る力は，歯科診療を行うスタッフ間でも，医師や看護師，介護関係者との連携においても，きわめて重要になります．現在，エビデンス医療は必須のものですが，エビデンスを基にした心に響き，心に残るようなナラティブ（語り）も，もう一つの柱として大切です．

　執筆者は，歯周病学・治療学の分野でまさしく次世代を担う方々であります．そのエネルギーあふれる若手・中堅による執筆内容は，同世代の歯科医師，歯科衛生士から，医療・介護関係者にも把握できる入門書として位置づけることもできる内容構成です．

　最後に，われわれの希望を温かく受け入れ，単行本として具現化していただきました医歯薬出版のみなさんに感謝申し上げます．

2016年2月25日

編集　吉江弘正　和泉雄一

目 次

Prologue 「シンプル歯周治療」を読んでもらいたい人へ……吉江弘正　1

歯周治療は歯科衛生士におまかせでいいの？……2
高齢者・要介護者に力を入れようと考えている人へ！……3
患者さんはインプラント治療を望んでいるか？……4
医院経営における歯周治療とは！……5

I 進行しやすい歯周病か……7

1 歯周病のリスクパターン……多部田康一，吉江弘正　8
歯周病進行の様式……8
歯周炎は歯周組織破壊の進行……10

2 検査の意味することは……高橋慶壮　12
検査の意味することは……12
進行する人か否か，進行する部位か否か……14

3 リスク診断の重みづけ……三谷章雄　16
リスクの重みづけ……16
　TOPIC—歯周病リスク評価ツール……17
患者さんごとの治療の進め方……18

4 たばこの百害・過度のストレス……佐藤　聡　20
たばこの百害……20
過度のストレス……22
たばこやストレスへの対策……23

5 糖尿病は歯周病を重症化させるか……三辺正人，工藤値英子　24
糖尿病がなぜ怖いのか……24
糖尿病患者の歯周病対策……26

6 チームで取り組む歯周治療……和泉雄一，荒川真一　28
歯科医師・歯科衛生士・医師のチーム……28
自己管理とプロフェッショナル管理……31

II 細菌・感染のコントロール……35

1 炎症の見極め……中島啓介，臼井通彦　36
プラークと出血の関連……36
プラークがない炎症部位の対応は……38

2 見えるプラーク……石原裕一，吉成伸夫　40
コンプライアンスからアドヒアランス（患者主導）へ……40
効果的なプラークコントロール……44

3 見えないプラーク……五味一博　48
ポケット内細菌を減らすには……48
　TOPIC—抗菌飲み薬……53

4 誰でもできるフラップ手術……今村健太郎，齋藤　淳　54
迷わないフラップ手術……54
患者負担の軽減・治療の評価……56

TOPIC 骨移植材と保護膜を併用した歯周組織再生療法……57

III 力のコントロールと咬み合わせの回復……59

1 咬み合わせの力を見極める……坂上竜資　60
- フレミタス（突き上げ）を見逃さない……60
- 昼と夜のブラキシズム……62

2 回復法の選択……高橋慶壯　64
- 回復法の選択……64
- 歯列矯正の選択（望ましい歯列の獲得）……65
- ブリッジ，義歯の選択……66
- インプラントの選択……68

IV インプラントへの対応……71

1 治療前の心がまえ……山本松男　72
- 歯を失ったことの意味合い……72
- 歯周治療を終えてからのインプラントが望ましい……73

2 インプラント病変への適切な対応……古市保志　74
- よく噛めることを過信しないこと，念入りな手入れ……74
- もし破壊が進んでしまったら……75

TOPIC インプラント周囲組織……76

V 治療をいつまで続けるのか……77

1 メインテナンスかSPTか……五味一博　78
- 治癒と病状安定を見極める……78
- 患者が満足する歯科医院……81

2 歯科医師・スタッフと患者の意識改革……八重柏隆　84
- 進行部位を見つけるには……84
- 痛くならないための通院習慣……86

VI 予防と介護に向けて……89

1 小中高生・成人への健康啓発……梅田誠　90
- 健康観は子供時代が大切……90
- 成人期でも歯周病になりやすい時期がある……92

2 フレイル（虚弱）患者への歯周治療はどこが違う……吉成伸夫，石原裕一　94
- 幅広いゆるいゴールの設定……94
- 要介護期への準備：感染除去とシンプルな口腔……96

3 喜ばれる訪問歯科治療の実際……両角祐子，佐藤聡　98
- 痛くなく，安全な口腔ケア（歯周ケア）……98
- 家族，支援者への会話も大切に……100

参考文献……102　　索引……104

Prologue

「シンプル歯周治療」を読んでもらいたい人へ

吉江弘正

以下のひとつでも該当しましたら，
ぜひとも，診療の合間に本書に目を通してください

- 歯周治療は，歯科衛生士に任せている？
- これからは介護に力を入れようとしている？
- 患者さんはインプラント治療を望んでいる？
- 歯周治療は，検査が多くて苦手である？
- 歯周病は，結局のところ治らないと感じる？
- 歯周病に関連した生活習慣は修正できない？
- 医院経営において歯周治療は良いか？

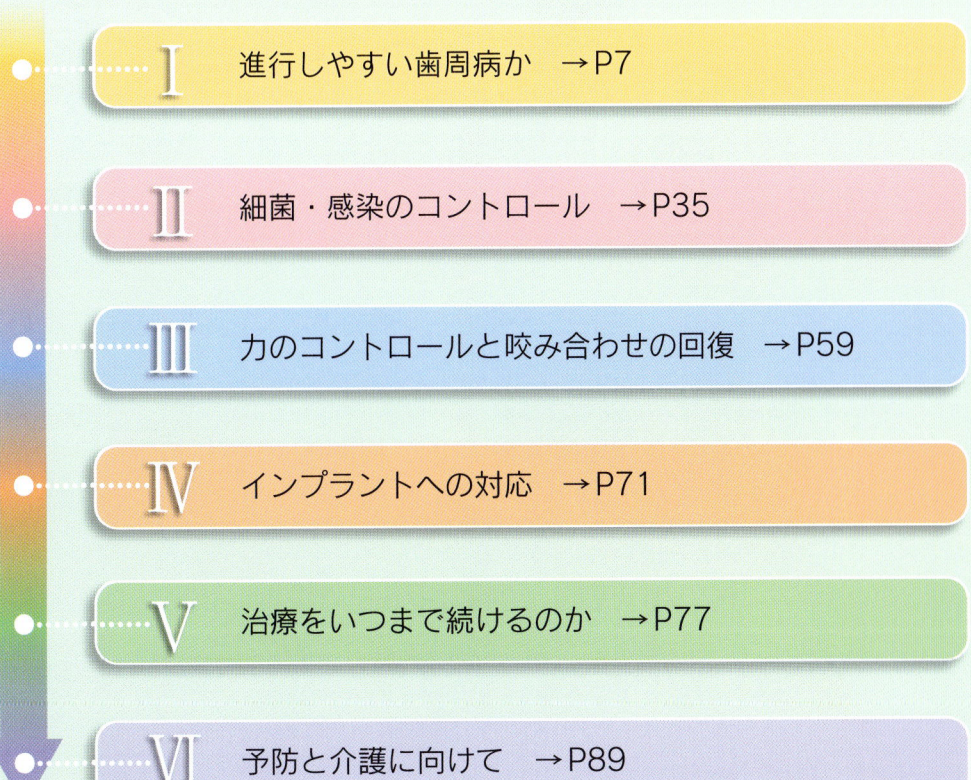

I　進行しやすい歯周病か　→P7

II　細菌・感染のコントロール　→P35

III　力のコントロールと咬み合わせの回復　→P59

IV　インプラントへの対応　→P71

V　治療をいつまで続けるのか　→P77

VI　予防と介護に向けて　→P89

Prologue
「シンプル歯周治療」を読んでもらいたい人へ

歯周治療は歯科衛生士におまかせでいいの？

おまかせの実情

「歯周治療は歯科衛生士が行うもので，歯の切削，補綴治療，インプラント等は歯科医師がすべきこと」と多くの先生が思っているのが実情ではないでしょうか．

また，歯周病患者を「歯科衛生士に丸投げ」している方もいるのではないでしょうか．さらに，現在の保険制度のなかでの歯周治療の請求は，複雑で歯科医師の裁量権がないと感じているのも，本音ではないでしょうか．

患者さんの満足度

歯周治療は歯科衛生士が活躍できる場でありますが，歯科衛生士だけが中心で患者さんは満足しているのでしょうか？　ひょっとしたら，患者さんは歯周病にかかっていることや，歯周治療を受けていることを認識していないかもしれません．それでは，歯周病が治るわけがありませんし，進行することは明らかです．歯周病という病気に対して，患者さん，歯科衛生士，歯科医師が同じように認識して対応することがなによりも重要です．

「診断と治療方針」の説明は歯科医師がする

歯周病に無関心の人もいれば，テレビ・新聞等でよく勉強している方もいます．多様化する患者さんにとって，歯科医師の態度，対応は重要です．特に病気の診断と治療方針（図1）は，歯周治療を行ううえで基盤となることですから，**患者さんに，歯科医師の口から，わかりやすく，ていねいに説明することが**，信頼を得るポイントとなります．

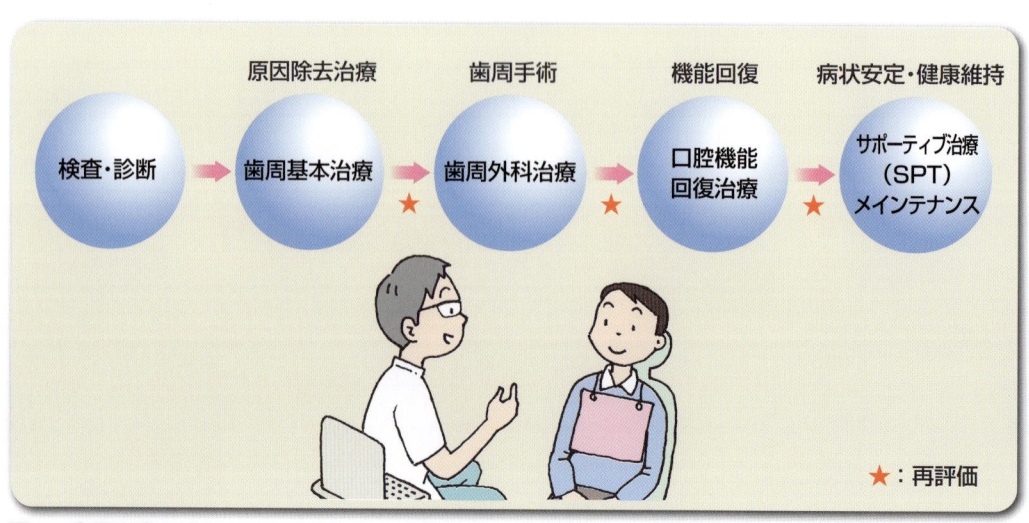

図1　歯周治療の流れ

高齢者・要介護者に力を入れようと考えている人へ！

後手後手の治療はダメ

　超高齢社会において，「高齢者対応」はどの疾患をとっても急務な課題で，歯周病においても同様です．しかし，高齢者になってからさてどうするかでは処置が後手にまわる可能性があります．歯周病についていえば，**各年齢層において切れ目のない，啓発・予防・治療が必須**です（図2）．

介護予防とは，ずっと以前からの準備

　一部の歯周病を除いて，多くの歯周病は健康啓発により予防することが可能で，治療効果も劇的に向上します．健康観は子供のときにつちかわれるものですが，成人期においても健康観に気づく時期があります（痛みを取ってあげたとき，結婚前後，子供を授かるとき，退職時前後，大病したときなど）．そのときは絶好のチャンスで，見逃さないことです．高齢者対応や介護予防は，ずっと以前からの準備がなにより大切です．

高齢者に対する歯周治療の特徴

　現実を直視すれば高齢者が多く，そのなかでも高齢有病者の歯周治療は，避けて通れません．30～60歳代に行う歯周治療を，高齢者に実施することはできないことが多いのが実情です．**高齢者の歯周治療の特徴は，①幅広い，ゆるいゴールの設定，②要介護期への準備（感染除去とシンプルな口腔内）**です．あなたなりの，高齢有病者の治療メニューをつくってみてください．

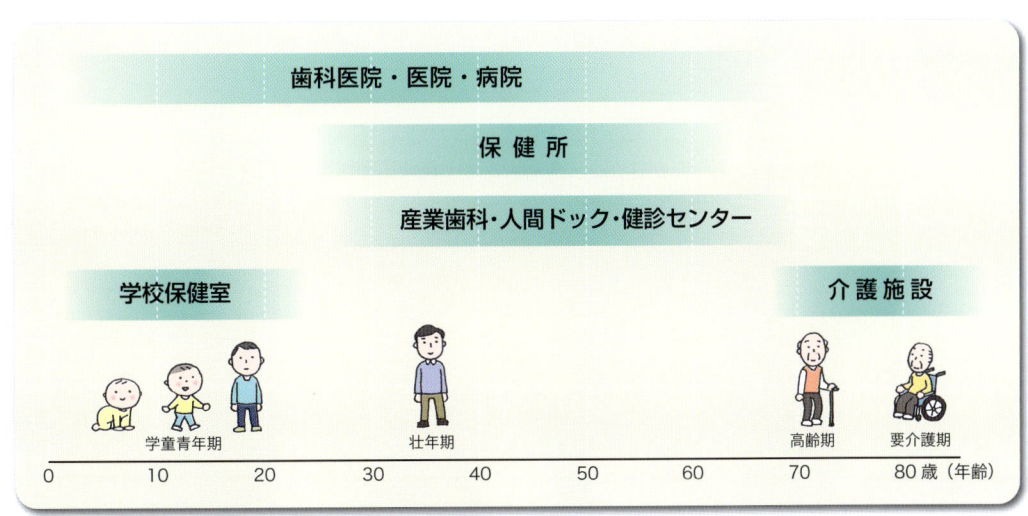

図2　年齢や場所を考慮した予防教育・啓発活動

Prologue

患者さんはインプラント治療を望んでいるか？

歯周病患者さんのインプラント治療

現在，インプラント治療は患者さんの満足度も高く，ブリッジ・義歯と並んで重要な治療手段として普及しています．平成25年，日本におけるインプラント販売本数は，推定38万本との数値にも驚かされます．一般的に，外傷等で欠損した部位へのインプラント治療と，歯周病で抜歯した部位へのインプラント治療では，大きな違いがあります．歯周病患者さんへのインプラントはリスクが大きいのです．

インプラント治療のリスク

どのような治療法でも必ずリスクはあり，インプラントにも3つの山があるといわれています．1つはインプラント埋入直後のものです．第2は，治療後3〜5年以降に現れるインプラント周囲炎です．現在，この新しい病気の処置法の確立が急務となっています．3つ目は，要介護期におけるものです．患者さんにリスクを正確に説明することが望まれています．

患者さんの本音

多くの歯周病患者さんの本音は，「できたら歯を抜きたくない」，「できたら外科手術もしたくない」，「高額なインプラントも控えたい」でしょう．ですから，歯周基本治療（図3）を行い，できる限り抜歯を少なくし，手術部位も最小限にとどめることが大切です．**歯周治療をしてインプラントは必要最小限に行うこと（図4）**が，患者さんから理解され，また信頼されることになります．

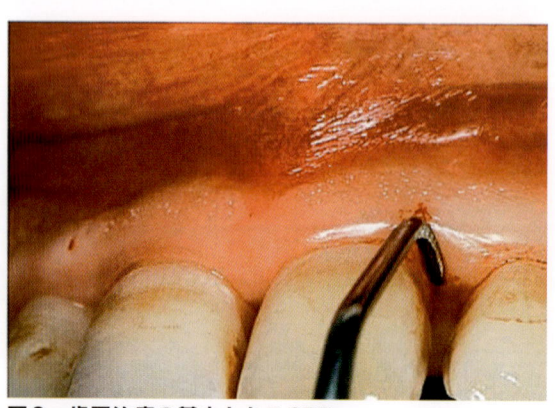

図3　歯周治療の基本となるSRP

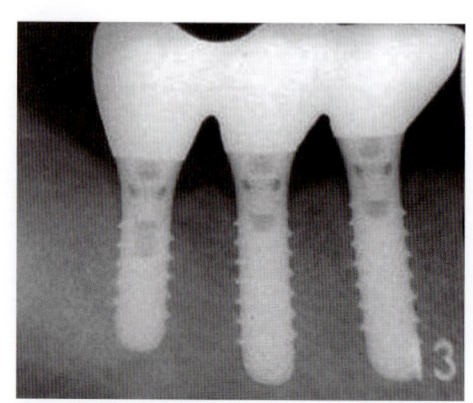

図4　必要最低限のインプラント治療か？

医院経営における歯周治療とは！

低い歯周治療点数

「保険診療で行う歯周治療は，診療報酬点数が低くて，まともにやってられない」とよく耳にします．いまだに減少しない，高い有病率の歯周病患者が対象ですので，保険制度でもしっかり管理して「予防が重要である」と動機づけができるよう患者さんを誘導しましょう．

歯周治療は"医院経営の要となる"かもしれません．

リピーター確保としてのメインテナンス

歯科医院の細かい経営術は別として，歯科医院経営の基盤のひとつは「来院患者数」です．初診患者数も極めて重要ですが，再来院するリピーターを確保することで，安定化が図れます．歯周治療体系のなかで，「メインテナンス，SPT治療」は，他の歯科治療にはない素晴らしい治療時期であり，一番誇れるものです．その理由は，**歯周病の再発・進行防止となり，また患者さんの健康管理にもつながるからです**（図5）．

保険診療と保険外診療

保険外（自費）診療の割合を増やすことが経営的によいとも聞きます．歯周基本治療までを保険診療で行い，その後保険診療を終了して，歯周外科治療やメインテナンス治療は自費診療で行う．病気の程度や患者さんの要望に合わせて，「保険診療」か「自費診療」が選べることは，たいへん魅力的ではありませんか．

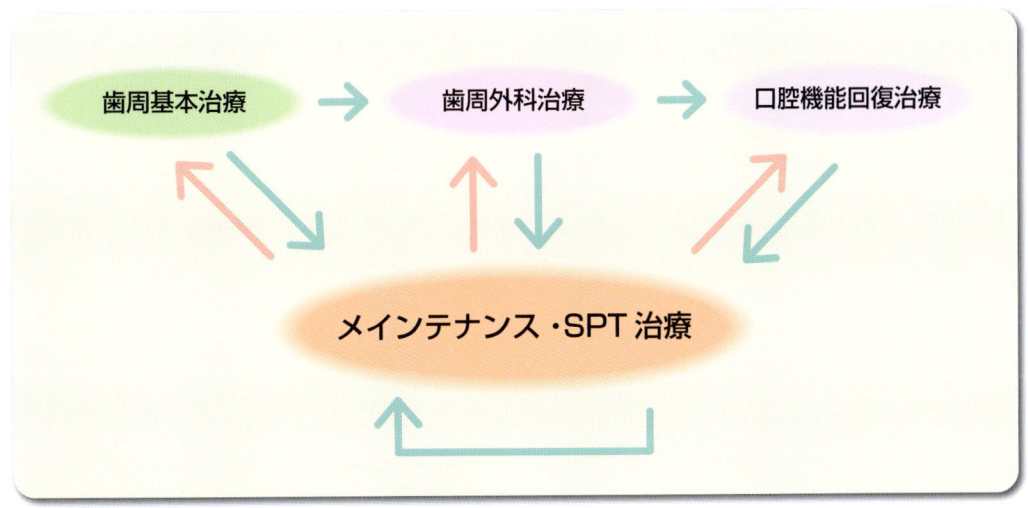

図5　歯周治療におけるメインテナンスの重要性

I

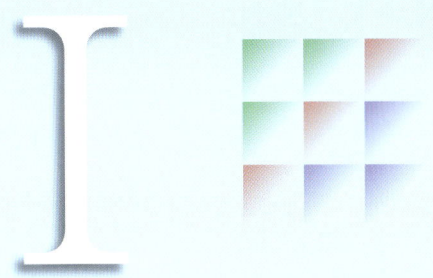

進行しやすい歯周病か

1. 歯周病のリスクパターン 多部田康一, 吉江弘正
2. 検査の意味することは 高橋慶壯
3. リスク診断の重みづけ 三谷章雄
4. たばこの百害・過度のストレス 佐藤 聡
5. 糖尿病は歯周病を重症化させるか 三辺正人, 工藤値英子
6. チームで取り組む歯周治療 和泉雄一, 荒川真一

歯周組織破壊には3つのリスクパターンがある
→P8

検査は細菌・生活習慣・咬合を含めて
個人と部位別の総合判断　→P12

リスクの重みつけにより，治療の優先
順位を決め，リスク度を下げる　→P16

たばことストレスは，最大の環境因子
であり，ほめと脅しの継続的指導　→P20

糖尿病は，頻度・影響力とも破壊的で
医科歯科連携下での対応が急務　→P24

「歯科医師・歯科衛生士・医師のチームの構築」と「自己管理とプロフェッショナル管理」
→P28

1 歯周病のリスクパターン
歯周病進行の様式 (図1-1〜3)

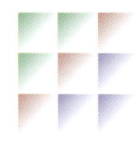

破壊の進行

　歯磨きを行わず，歯科治療も受けないある特別な集団で歯周組織破壊の経過が15年にわたり調査されました．その結果，①急速に破壊が進行する，②ゆっくりと進行する，③進行しないの3つの集団に歯周組織破壊の様式が分類されました．つまり，患者さんの体質によって歯周病の進行のしやすさは違います．③の歯周病が進まない人たちは，全体の約1割もいたそうです．来院される患者さんの体質はどの集団に由来するでしょうか？

歯周病のリスク度

　つまり歯周病の発症・進行については患者さんごとに感受性が異なります．**歯周病の進行は「口腔内の細菌（歯周病原細菌）」と「体質・遺伝（感受性）」と「環境（生活習慣）」の3要因により影響を受けます．**この要因と臨床的な所見から歯周病のリスク度を「高リスク」，「中等度リスク」，「低リスク」に分けられます．境界にある患者さんももちろんいます．そのような患者さんは治療経過をみて治療計画を修正していきます（図1-1, 2）．

歯周治療の予後

　さらに歯周病患者さんに歯周治療を行い，その長期予後を追った報告では，①急速な再発進行，②再発，③安定の3群に分けられます．つまり治療予後においても患者さんごとに感受性が異なります．歯周治療後のリスクコントロールは十分にできていますか？　コント

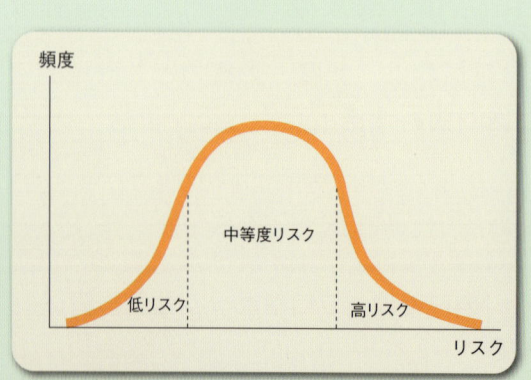

図1-1　歯周病のリスクイメージ

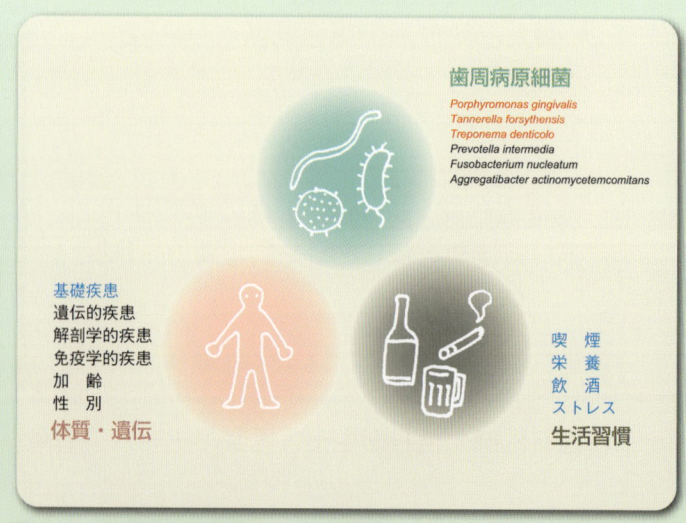

図1-2　歯周病の3要因とリスク因子
赤字：重度歯周炎と関連する3菌種（Red Complex）
青字：リスク因子のうち対応が可能なもの

ロール状態に応じて患者さんに合ったメインテナンスやSPT（Supportive Periodontal Therapy）の計画が大切です．

リスク度を見極めよう

　歯周病を主訴に来院する患者さんの多くは高リスクか中等度リスクをもつ患者さんと考えられます．リスクが高い患者さんには手厚い治療（積極的治療）が必要ですが，リスクの低い患者さんはほどほどの治療（必要最低限の治療）で十分です．ご高齢で，喪失歯のほぼない患者さんであればおそらく低リスク患者でしょう．40歳代で深いポケットが広範囲にあれば，リスクが高いと考えられるので，積極的に歯周外科治療まで検討しましょう（図1-3）．

リスク因子をコントロールしよう

　歯周病の原因である「口腔内の細菌」をコントロールすることを基本として，リスク因子をできるだけ減らしましょう．体質のうち遺伝的な体質は変えられませんが，歯周病を悪化させる糖尿病のコントロールは可能です．生活習慣では喫煙習慣への対応が可能です．特に感受性の高い患者さんには，十分なプラークコントロールに加えて**リスク因子にどれだけ対応できるかがポイント**です．

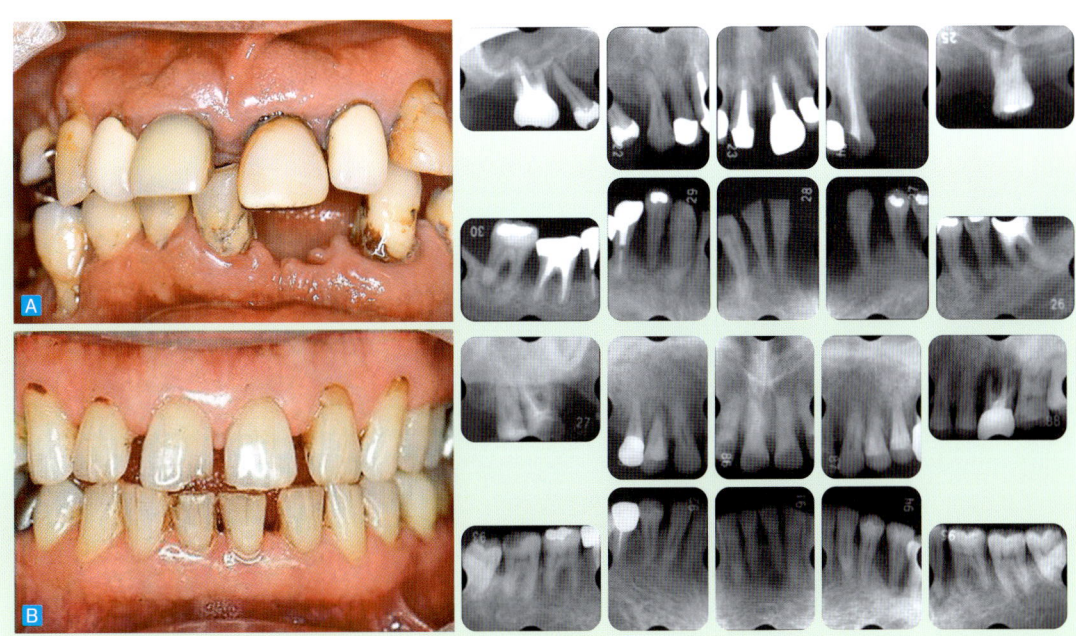

図1-3　患者さんごとのリスク度
A 症例①　男性（45歳）／リスク因子：喫煙，過度の飲酒，P.gingivalisの検出
　比較的若く発症したと予測され，重度の歯周組織破壊は広範囲です．リスク因子群も存在し，**リスク度が高い**と考えます．
B 症例②　男性（70歳）／リスク因子：喫煙
　高齢ですが，重度の歯周組織破壊は限局的（外傷性咬合，感染根管の影響）です．リスク因子が存在しても体質としては低感受性であり，**リスク度が低い**と考えます．

歯周炎は
歯周組織破壊の進行 (図1-4, 5)

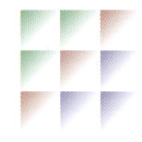

歯周病は歯肉炎と歯周炎

　歯周病のうち，炎症による組織破壊が歯肉に限局したものが歯肉炎であり，そのほとんどは細菌性プラークが原因です．ブラッシングや洗口剤による機械的・化学的プラークコントロールにより治癒します．一方で歯周炎では歯周ポケット底部を中心としての歯周組織破壊が進行します．全国民の7割（40歳以上の8割）が歯周病に罹患していますが，中等度から重度の歯周炎は約3割であり，この重症化した歯周炎にはしっかりとした治療が必要です．

歯周ポケットのはじまり

　歯肉炎で生じた深い歯肉溝（仮性ポケット）は歯周病原細菌が増殖しやすい環境です．歯周病原細菌が歯石として沈着すると，もはやセルフケアによっての除去はできません．この歯周病原細菌が定着する前に縁上スケーリングやPMTC（Professional Mechanical Tooth Cleaning）のためのリコールを行って，病的な歯周ポケットを生じさせないことが重要です．まず，歯周炎を発症させないことが自分の患者さんを約3割の重症患者にしないための最善策です（図1-4）．

大まかな歯周病リスク（歯周炎感受性）はどうか？		
感受性が高い	⇒	積極的治療
感受性が低い	⇒	最小限の治療

可能なリスク因子に対応したか？		
対応した	⇒	積極的治療
対応していない	⇒	対応後に再検討

局所のリスク因子から進行しそうな歯周ポケットか？		
リスク因子が多い	⇒	積極的治療
リスク因子が少ない	⇒	最小限の治療

図1-4　積極的治療か最小限の治療か？

深い歯周ポケットへの対応

　中等度歯周炎の患者さんであればセルフコントロールとスケーリングまでの治療で原因（細菌性プラーク）除去による治療効果が十分に得られます．中等度から重度歯周炎の患者さんではSRP後に深い歯周ポケットが残存する可能性もあります．では，次に歯周外科手術を行いますか？　臨床的には手術を行わなくても歯周ポケットが安定した経過をたどることもあります．積極的治療の必要性をさまざまな観点から検討しましょう．

歯周ポケットの進行予測

　歯周病の検査では歯周ポケット深さ，エックス線検査に加えて，**歯周ポケットの進行予測に有効な指標としてBOP（Bleeding on Probing）がとても重要**です．メインテナンス・SPT中にBOPがない場合には歯周炎の再発や進行が生じる確率が極めて低い状態です．BOPが継続して観察される場合には進行の可能性が高まるので再治療を検討しましょう．進行予測の指標についてはさまざまな研究が現在進行中です．

歯周治療のゴール設定

　歯周病が治らないと思っていませんか？　歯周治療の結果，歯周ポケットを3mm以内にしてメインテナンスを行うことは理想的なゴールです．ただし，重度の歯周炎患者さんでは，歯の形態，歯列の状態，歯肉の質，歯槽骨吸収の状態などにより，深い歯周ポケットが残存することがあります．この場合のゴールは歯周ポケットの安定です．**リスクを見極めて，適切なSPTにより長期に安定**した歯周状態の予後を目指しましょう（図1-5）．

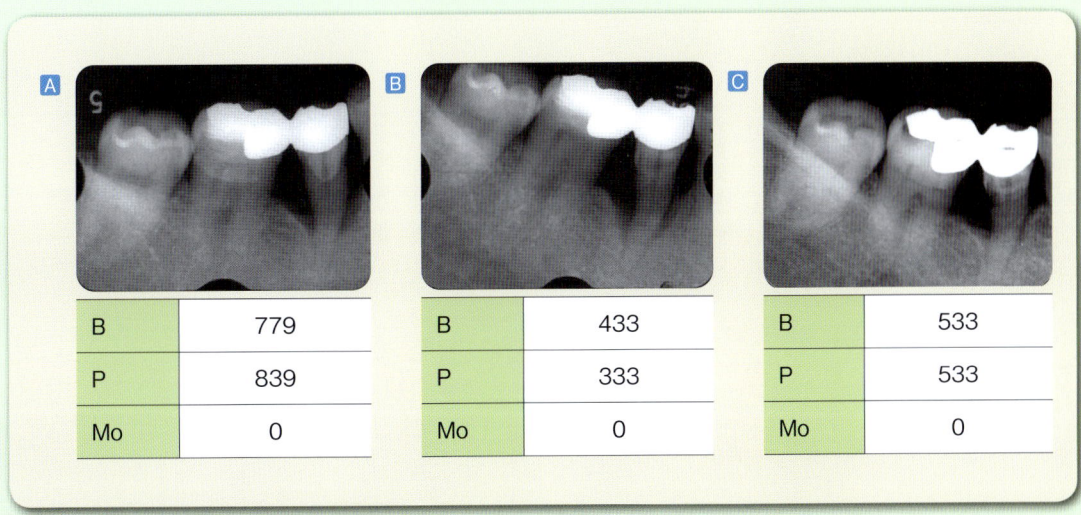

図1-5　SPTによる歯周ポケットの安定
A SPT開始時（SRP後），B 7年経過（SPT：咬合調整，再SRPを実施），C 14年経過

2 検査の意味することは

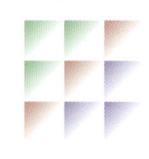

検査の意味することは

歯周病は「歯の周りの病気」

　歯周病は「歯の周りの病気」です．具体的には，歯周組織（歯肉，セメント質，歯根膜および歯槽骨）に感染，炎症および組織破壊が生じている病態を意味します．歯周病は組織破壊の有無によって「歯肉炎」か「歯周炎」に分類されます．両者の臨床的な鑑別ポイントは「付着の喪失」および「歯槽骨の吸収」と定義されています．現在の歯周病検査のなかで，ポケットプロービングとエックス線検査は「付着の喪失と歯槽骨の吸収」の判定に有用です（図1-6）．

歯周病検査は「火事の焼け跡の現場検証」に似ている

　患者さんはある程度歯周炎が進行した段階で来院するため[1]（図1-7），「歯肉縁上のプラーク量」，「歯周組織の炎症の程度」および「歯周組織の破壊程度」が歯周病検査の対象になります（図1-6）．組織破壊の状態を検査する際には，簡便に撮影可能なデンタルエックス線写真の読影能力が重要です．最近では，歯科用CTが活用される頻度が増えています．もっとも，最新の画像検査であっても初期の歯根破折やセメント質剥離を判定することは困難で，原因の特定のために診断的治療（外科的診断）を行うことがあります．

臨床所見	臨床指標	時間経過
歯肉縁上プラーク量	プラークコントロールレコード	短い ↑
歯周組織の炎症反応	BOP，排膿，gingival index	
歯周組織の破壊の程度	ポケット深さ，アタッチメントロス，骨吸収の程度，動揺度	
咬合の検査	咬合器を用いた検査，咬耗度（ファセット）	↓ 長い

図1-6　歯周炎の臨床検査項目
歯肉縁上プラーク量，歯周組織の炎症の度合いおよび歯周組織の破壊の程度を評価する．

エビデンスになりにくいリスク因子がある

歯周病は生活習慣病であり多因子性疾患でもあるため、交絡因子(影響する他の因子)が数多く存在します。とりわけ、「目に見えない因子」(社会的背景、異常咬合、ストレス、悪習癖、治癒力)のエビデンスは得られにくいでしょう[2]。まだ明らかにされていないリスク因子もあるでしょう。欧米ではあまり「咬合の関与」が取り上げられませんが、咬合様式、歯列不正やブラキシズムの関与が大きいと考える日本の臨床家は多いと感じます。

歯周病検査は「感度」が低く「特異性」が高い

検査はある基準に照らして調べる行為を指し、画像診断を除けば、客観性を重視して定量性が要求されます。一方、診察および診断は、医師あるいは歯科医師の主観(直観)に依存します。これまでの歯周病検査は、感度が低く、特異性が高い傾向にありました。歯周病検査からは一応は客観的な数値が得られますが、上述した歯周病の病態に関わる多因子を検査・診察してこそ個体ごとの正確な診断が可能になります。

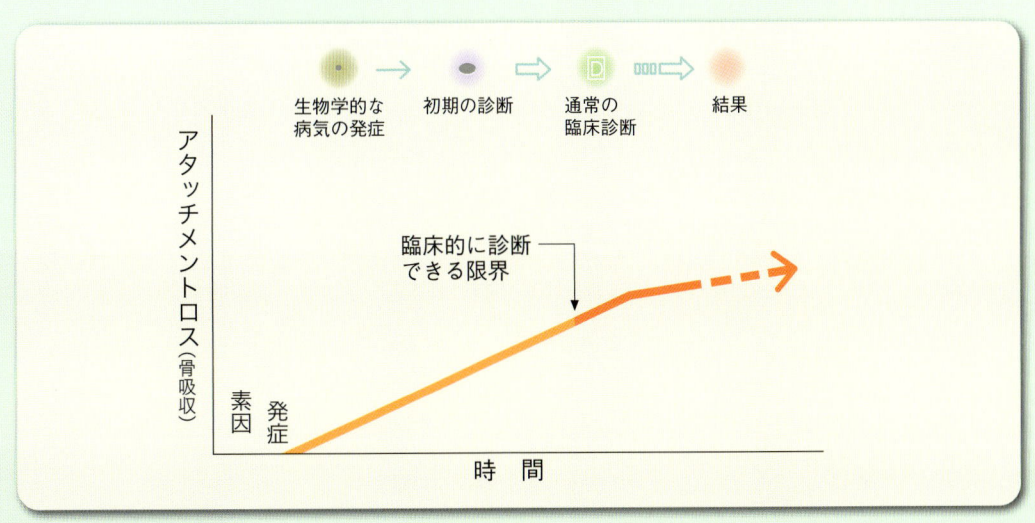

図1-7 臨床診断の限界
臨床診断は患者が歯科医院に来院した時点で行われるため、患者の年齢と組織破壊の程度を検査したあとに臨床推論によって病態の進行した経緯を推測する。

進行する人か否か，進行する部位か否か

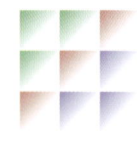

歯周病の進行は個人差が大きい

　個人ごとあるいは部位ごとに異なるリスク因子が複雑に関与するため，歯周炎の進行は個人間および部位ごとに大きく異なります[2]．筆者は歯周炎の進行の数学的モデルとして，複雑系の理論に基づくnon-linear chaotic model[3]を提唱しました（**図1-8**）．歯周炎の進行リスクは患者さんの年齢と組織破壊の程度から推測することがある程度可能です．

歯周病のハイリスク患者

　全身性疾患（好中球減少症，糖尿病，腎臓病）あるいは遺伝的疾患（パピヨン・ルフェーブル症候群，ダウン症候群など）を有する患者は明らかに歯周炎のハイリスク患者です．一方，全身的には健康であっても歯周炎のハイリスク患者が8％程度存在することが報告されています．生活習慣に問題を抱えるヒト（喫煙者やブラキサー，定期的に歯科医院を来院しないノンコンプライヤー[5]）も同様です．換言すれば，「健康文化の低い患者」さんといえるでしょう．ほとんどの患者は慢性歯周炎と診断され，患者ごとに異なるリスク因子が関わります．一方，家族的集積と早期に歯周組織の破壊を生じる侵襲性歯周炎患者は歯周病のハイリスク患者として以前から関連因子が研究されています[2]．

	モデル	解釈
1	直線的 (linear) モデル	緩慢に一定の速度で歯周疾患が進行する
2	規則的な悪化 (burst) 理論	「悪化 (burst)」と「緩和」の期間が規則的に生じる
3	不規則な悪化 (burst) 理論	「悪化 (burst)」と「緩和」の期間が不規則
4	疫学的モデル	加齢に伴い継続的に歯周疾患が進行する
5	ブラウン運動的または無規則的モデル（ランダム・ウォークモデル）	「短期的な悪化」と「緩和」が不規則に起こるが，潜在的な疾患の活動性は一定定期的間隔で観察すると，ブラウン運動的モデルに似ている
6	フラクタルモデル	多因子性モデル：加齢に伴い「悪化」と「緩和」を繰り返して疾患が進行する．ワイエルシュトラス関数を利用したモデル
7	マルチレベルモデル	BurstおよびLinear理論は同じ現象の異なる表現形にすぎないと考えている
8	複雑系の理論	non-linear chaotic model

図1-8　歯周炎進行の数学的モデル
これまでに歯周炎の進行を示すモデルが報告されてきた．筆者らが発表したnon-linear chaotic modelは複雑系の理論に基づいている．

歯周病の進行は―口腔内でも患歯ごとに異なる

　歯周炎の進行には「部位特異性」がみられます．「部位特異性」については，限局型侵襲性歯周炎患者において中切歯および第一大臼歯特異的に歯周組織破壊が生じる場合や，慢性歯周炎患者において，解剖学的リスク，歯列不正や咬合性外傷がリスク因子として作用し，歯周炎の進行が部位特異的であることを意味します．

部位特異性の原因因子は？

　慢性歯周炎における部位特異性は，主に局所因子と環境因子から説明されています．たとえば，歯周ポケット内の細菌叢の特徴，小帯の高位付着，付着歯肉の欠如，エナメル突起，口蓋裂溝およびデヒーセンスなどの解剖学的なリスク因子，異常咬合や歯列不正の局所的リスク因子，医原病や喫煙に代表される環境リスク因子が関与します（**図1-9**）．臨床的には，デンタルエックス線写真上で垂直的骨吸収の認められる部位が「ハイリスク部位」とされ，咬合性外傷が関与していると考えられています[6]．一方，限局型侵襲性歯周炎患者にみられる部位特異性には遺伝的素因と歯周病原細菌の関与が報告されていますが，明確なエビデンスはありません．

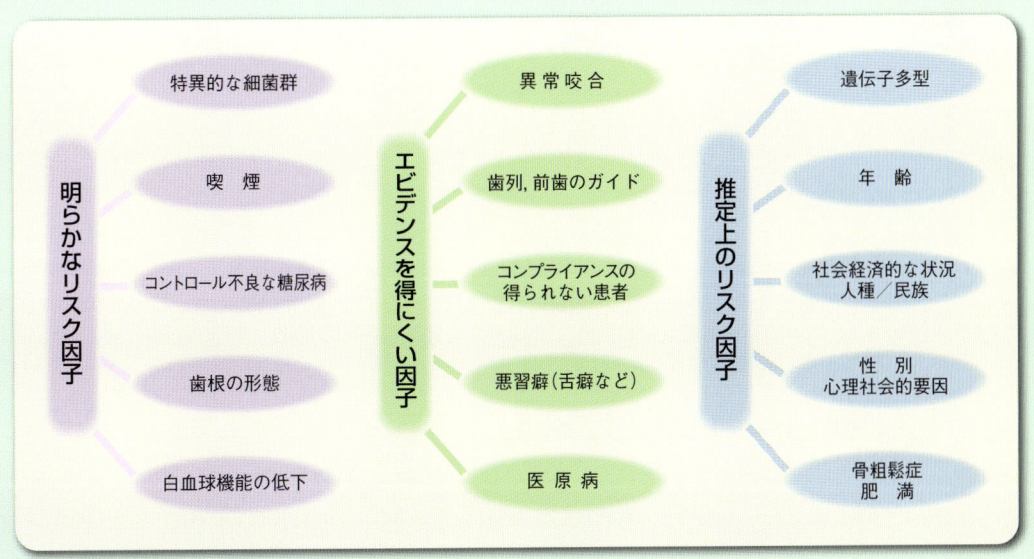

図1-9　歯周病のリスク因子
エビデンスが豊富なリスク因子もあれば，そうでないものもある．現時点では明らかにされていないリスク因子も存在しうる．

3 リスク診断の重みづけ

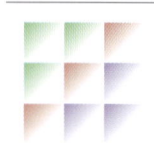

リスクの重みづけ

歯周病患者のリスク度

　歯周病の進行はさまざまなリスク因子により修飾され，その数や質により「低リスク」「中等度リスク」「高リスク」の3つに分けられると考えられます．当然，歯周治療において低リスク患者と高リスク患者で同じように進めていてはうまくいかないでしょう．では，患者さんごとのリスク度をどのように捉えればよいのでしょうか？

見逃したくないリスク因子

　前項（p.15）で示した通り，歯周病のリスク因子は社会経済的な状況や心理社会的要因を含め多岐に渡ります．そのなかでも，特に気をつけておくものがいくつかあります．後項で紹介するたばこ（喫煙）（p.20～），糖尿病（p.24～）はもちろんですが，そのほかにも，残存歯が少ない，アタッチメントレベルが大きいあるいは残存歯槽骨量が少ない，歯石の沈着，根分岐部病変，不適合な歯冠修復物，付着歯肉が無くなってしまっている，歯並びが悪い，外傷性咬合やブラキシズム，口呼吸，舌癖等，**歯科で対応可能なリスク因子**や，妊娠，肥満，骨粗鬆症，関節リウマチ，ストレス等，その対応に**医師の協力が必要なリスク因子**は確実に押えておきたいポイントです．さらに，高年齢であることや遺伝（感受性）等，基本的にどうする事も出来ないリスク因子にも配慮が必要です（図1-10）．

リスク度の見極め

　リスクの重みづけをする際，本来ならリスクの数だけではなくリスクの質も考慮します

歯科領域のリスク因子
少ない残存歯，大きなアタッチメントレベル，少ない残存歯槽骨量，歯石の沈着，根分岐部病変，不適合な歯冠修復物，狭い付着歯肉幅，悪い歯並び，咬合性外傷，ブラキシズム，口呼吸，舌癖
他の専門家での対応が必要なリスク因子
喫煙，糖尿病，骨粗鬆症，関節リウマチ，ストレス
取り除くことはできないが，配慮が必要なリスク因子
高い年齢，遺伝素因

図1-10　状態を把握しておきたいリスク因子

（下方Topic参照）が，ここでは日常臨床においてより簡便に使えるようリスクの数に着目して話を進めます．ここで仮に，リスク因子1つにつき1wr（weight of risk）という単位を定義してみます．

そして，その単位を用いて**各患者さんが背負い込んでいる重り（リスク因子）がどのくらいの重さかをイメージしていきます**．たとえば上記のリスク因子が3つあれば3wrとします．リスク因子が1つまでの患者，すなわち0〜1wrの場合は「低リスク」患者となります．同様に，2〜3wrの場合「中等度リスク」患者，4wr以上の場合は「高リスク」患者と考えればよいと思います．歯周治療を行うにあたって，歯周病患者という事だけでひとくくりにせず，各患者さんのリスク度を見極めたうえで，図1-11に示すように，沢山の重り（リスク因子）をもつ高リスク患者では，負荷が大きくかかり苦しい状況であり，逆にほとんど重りがない低リスク患者では，ゆとりのある状況であるというイメージをもつ必要が有ります．すなわち**患者さんごとで状況が全く違うということを意識して歯周治療を行うことが大切な**のです．

TOPIC—歯周病リスク評価ツール

近年，歯周病に関わるそれぞれのリスク因子の状態から，その人が総じてどのくらいのレベルの歯周病リスクを持っているかを計算する方法について研究されるようになってきています[1]．例えば，年齢や性別，家族歴，糖尿病などの全身性疾患，喫煙歴などの全身的な因子と，プラークの付着状態や根分岐部病変，歯肉出血，骨吸収の状態，補綴物の状態などの局所的な因子の状態を入力することでその患者さんの総合的歯周病リスクスコアを算出するツールの開発等があります．それらのツールを臨床で用いて治療経過を追う研究もあるのですが，残念ながらまだ不完全であり，治療法の選択ができるまでには至っていないのが実情です．今後，情報科学が発展することで，こういった新しいリスク評価法が臨床応用可能な時代がくるかもしれませんね．

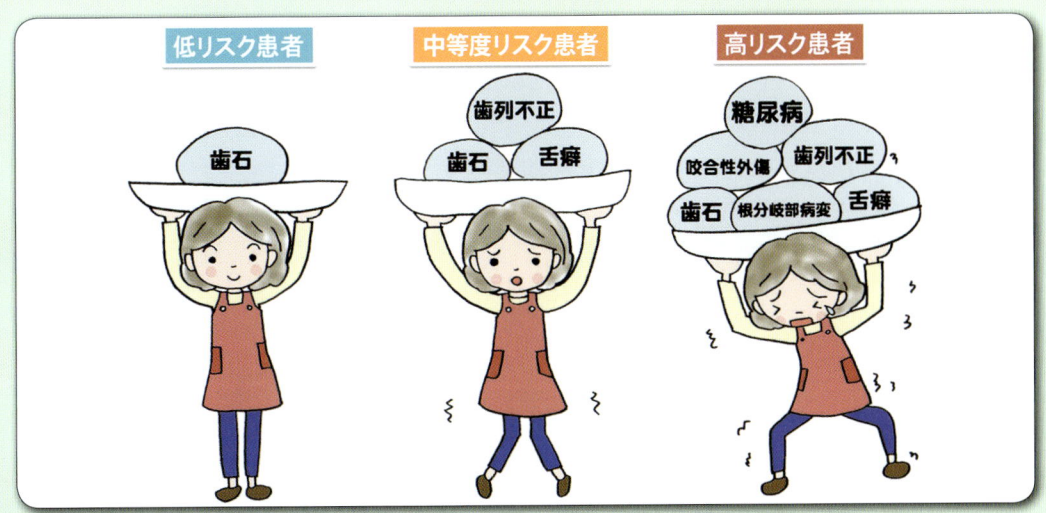

図1-11　患者さんごとのリスク度イメージ

患者さんごとの治療の進め方

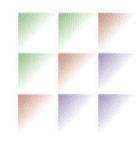

リスク度と治療の進め方

　各患者のリスク因子を見定め，リスク度を見極めたあとは，歯周治療の手厚さを決めていきます．**重りをたくさん背負い込んでいる患者さんには手厚く，重りがほとんど乗っかっていない患者さんにはほどほどで**，といったイメージをもつとよいのです．

　しかしながら，**歯周病を主訴に来院する患者さんの多くは，「高リスク」か「中等度リスク」**と考えられ，ほどほどの治療でいいという患者さんは一部の歯肉炎患者等となるでしょう．では，wrの大きさでどのように治療の手厚さを変えればよいのでしょうか？

患者さんごとの治療の手厚さ

　厳密にはリスクの数だけではなくリスクの質も考慮したほうがよいのですが，wr値により治療の手厚さの違いを大まかに表すと**図1-12**のようになると思います．

　また，高リスク患者のなかでもwrが大きすぎる場合は，自院で対応するよりも歯周病専門医に紹介するほうがよいと思われます．

リスク度を下げる意識

　歯周病は適応防御反応とも捉えることができますので，その病態をつくっているのは患者さんの生体そのものといえます．そして歯周治療というのは第三者の補助的介入でしかありません．しかしながら，患者さんが背負い込んだ重り（リスク因子）のなかには私たち歯科医療スタッフが取り除いてあげられるものも多く存在します．したがって**wrを小さくすることを念頭に置きながら歯周治療を進めるというのがコツ**になります．

リスク度	対　応
0～1wr （低リスク患者）	プラークコントロールやスケーリングなどによるサポートで，治療間隔は少し空いても大きな問題はない
2～3wr （中等度リスク患者）	0～1wrのものに加えリスク因子に対する処置や対応を行い，治療間隔はやや短めにする
4～wr （高リスク患者）	2～3wrのものに加え基礎疾患，生活習慣，習癖に対する対応や支援・指導を行い，治療間隔は短めにする

図1-12　リスク度と対応

具体的には，複数のリスク因子を背負い込んだ患者さんのリスク対応の優先順位をつけるというのが大事なポイントとなります．

各リスク対応の優先順位

リスク因子のなかには歯石，不適合歯冠修復物，付着歯肉の喪失，外傷性咬合等のように歯科医師や歯科衛生士の介入で取り除くことのできるものと，糖尿病，骨粗鬆症，関節リウマチ等のような他の専門家（医師等）でないと対応できないものがあります（図1-10）．

他の専門家の対応が必要なリスク因子を背負った患者さんには，（通院中の）医院にきちんと通院してもらい，その専門家の指示や指導を遵守してもらうように歯科側からも伝えることが肝心です．また，歯周治療を行っていても炎症があまり減弱しない場合は糖尿病を疑ってみて，内科や糖尿病専門医への受診を勧め，糖尿病診断をしてもらうことで，新たにリスク因子を捉えることができる場合もあります．喫煙に関しても歯科側からも禁煙支援を行い，禁煙できない場合は専門医療機関を紹介するとよいでしょう．

歯科医院では，プラークコントロールによる炎症減弱を試みたうえで，歯科医師や歯科衛生士の介入で取り除くことのできる**リスク因子のなかで患者さんの病態に強く関与していると考えられるものから優先的に対応する**とよいでしょう．

リスク度診断と歯周治療の流れ

歯周基本治療→歯周外科治療→口腔機能回復治療（インプラント，矯正，補綴処置等）という歯周治療の流れのなかで，患者さんの背負い込んだリスク因子を減らしていく（リスク状態をより低くしていく）と，それに続くSPT・メインテナンスの段階で，よりシンプルで有利な状況に持ち込むことができます（図1-13）．すなわち，**検査・診断の段階で患者さんごとのリスク度を見極めたうえで歯周治療を進めることこそが，"理想的な歯周治療の流れ"である**といえます．

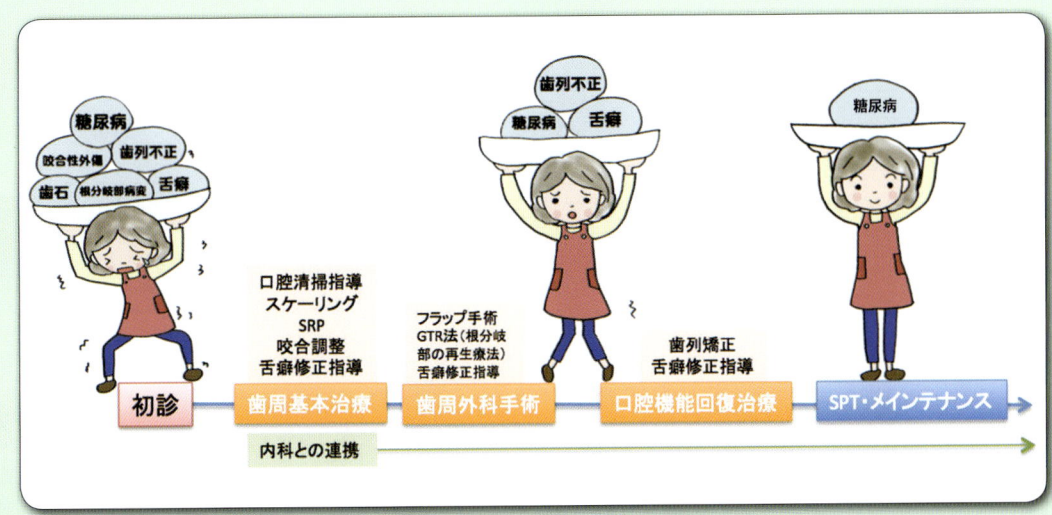

図1-13　歯周治療の流れのなかでリスク度を下げていくイメージ（例）

4 たばこの百害・過度のストレス

たばこの百害

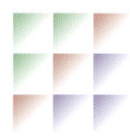
たばこの何が口腔粘膜や歯周組織に害をもたらすのでしょうか？

　たばこのカラダへの害については，多くの医療分野で以前から指摘されています．たばこの煙中には，約40種類の発癌物質に加えて約200種類の有害物質が含まれており，そのなかでも循環器系に対して急性の作用を示し，末梢血管の収縮などの作用のある**ニコチン**，細胞に対して刺激作用を有し口腔局所に直接的影響のある**タール**，およびヘモグロビンと強く結合することでカルボキシヘモグロビンとなり全身的な酸素欠乏を引き起こす**一酸化炭素**の3大有害物質があります．口腔組織はたばこの有害物質に最初に曝露される組織であり，なかでも歯周病に対するリスクは高く，たばこを吸う方が歯周病に罹患する割合は，吸わない人に比べて約2～8倍ともいわれています．

たばこを吸わない人に比べて吸う人の歯周組織にどのようなことが起こっているのでしょうか？

　歯周病の主な原因は口腔内に存在する細菌，とくに歯周病原細菌といわれています．たばこを吸う人の歯周ポケットでは，この歯周病原細菌（なかでも *Porphyromonas gingivalis*, *Aggregatibacter actinomycetemcomitans*, *Tannerella forsythia*）の割合が多くなるといわれています．また歯周組織では，たばこの有害物質により歯肉の末梢の血管の収縮や血

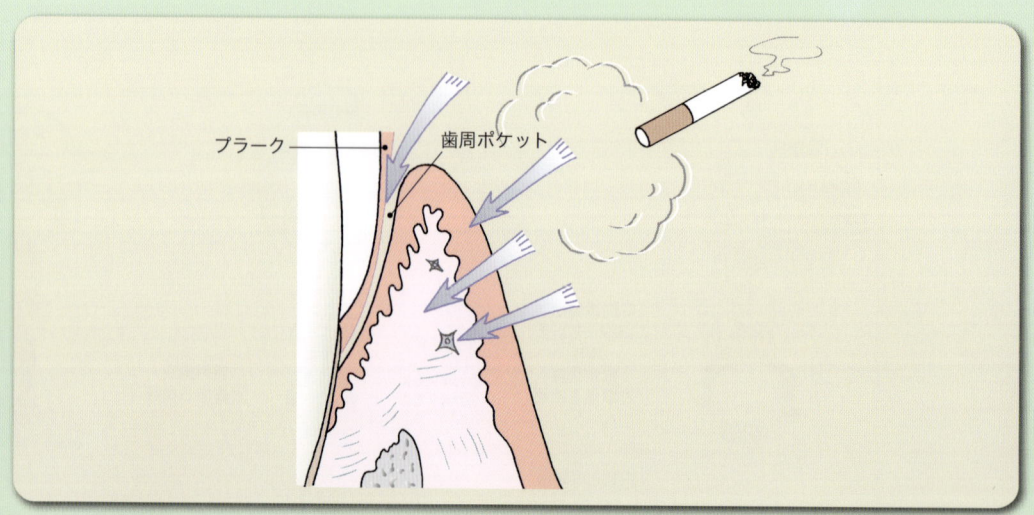

図1-14　歯周組織へのたばこの影響
たばこの刺激物質は，歯周病の原因であるプラークと歯周組織に影響を及ぼします．

流の低下，歯肉の上皮細胞や線維芽細胞に刺激を与えて炎症に関与するインターロイキン1（IL-1），インターロイキン6（IL-6）の産生を促進，また好中球の貪食能，走化能，さらにマクロファージによる抗原の提示機能の抑制を起こすといわれています（図1-14）．

たばこの歯周病への害は，吸う量（喫煙量）や吸っていた期間（喫煙歴）によって歯周組織の破壊や疾患の進行に伴った歯の喪失（重症度）との関連が認められています（図1-15）．

たばこは歯周治療に影響を及ぼすでしょうか？

たばこの歯周治療への影響では，歯周基本治療においてスケーリング・ルートプレーニングのみの治療では，たばこを吸う人が吸わない人に比べて治療効果が劣ることが認められています．しかしその一方で，スケーリングとルートプレーニングに加えてドキシサイクリンなどの抗菌薬による薬物療法を併用した治療では，たばこを吸う人，吸わない人との間に治療効果の差が認められなかったという報告も見られます．

また歯周外科治療におけるたばこを吸う人と吸わない人との比較では，フラップ手術，歯周組織再生療法，歯周形成手術のいずれにおいてもたばこを吸う人は吸わない人に比較して治療効果が劣ることが示されています．

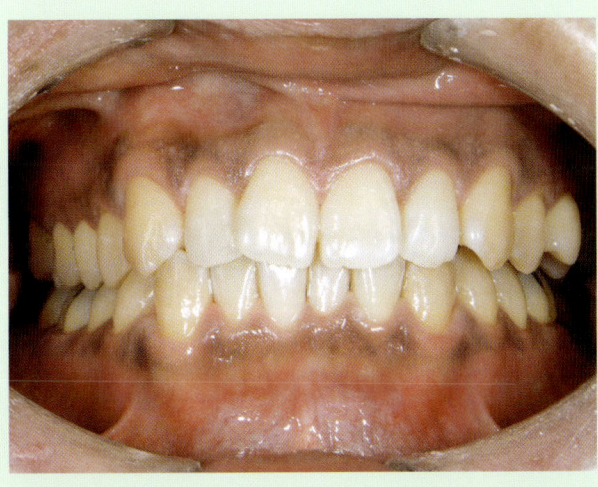

図1-15　多くの喫煙者に見られる口腔内の状態
喫煙者の歯肉は，非喫煙者に比較して全体的にメラニン沈着により暗赤色を呈していることが多いです．またプラーク量の沈着，歯肉の炎症症状も少ないのが特徴です．

過度のストレス

ストレス自体で歯周病は発症するのでしょうか？

　ストレスと歯周病との関係についても以前から指摘されており，疫学研究の結果からも相関があることが報告されています．特にストレスとの関係が報告されている代表的な歯周疾患に壊死性潰瘍性歯肉炎・歯周炎がありますが，慢性歯周炎についてもその関連が指摘されています．

　一方，ストレス自体が歯周病の発症に直接関与しているといった報告はほとんど見られません．ストレスによる刺激への反応は，「外界から加わるあらゆる要求に対する生体の非特異的な反応」といわれ，カラダ（生体）は，その反応として免疫系，内分泌系，自律神経系を通してそれぞれが連携しながら恒常性を維持しようと調整しています．すなわち**過度なストレス**では，この恒常性の維持のバランスが崩れることで口腔内では歯周病が発症・進行すると考えられています．

過度のストレスでどのような変化が口腔内に起こるのでしょうか？

　過度なストレスでは生活習慣にも変化が起こると考えられています．歯周病との関連では，不規則な食事の摂取と過食や飲酒により口腔内のプラークの増加や口腔衛生の低下が起こることがあります．過度のストレスからの回避行動と考えられる**喫煙量の増加**，**ブラキシズムやクレンチング**も間接的に歯周病を増悪させる原因と考えられます（**図1-16**）．

　自律神経系のバランスの崩れから考えられる口腔内の変化では，交感神経の亢進による歯肉の末梢血管を流れる血液の循環や唾液分泌量の低下が考えられます．さらに内分泌系への影響では，過度のストレスが生体に作用することで，脳下垂体から副腎皮質ホルモン（コルチコステロイド），カテコラミンの分泌が増加し，免疫系の機能が低下されると考えられています．

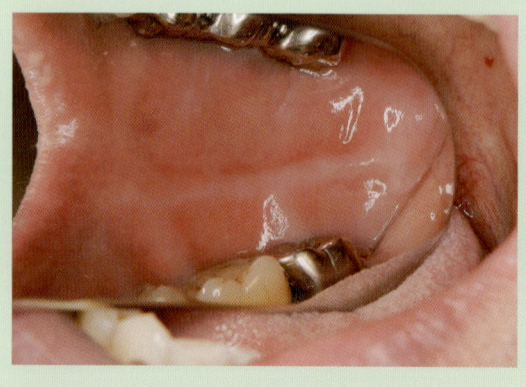

図1-16　口腔の頬粘膜に見られる圧痕
過度のストレスが見られる時期には，頬粘膜に線状の圧痕や下顎舌側の歯列に一致した舌の圧痕が見られることがあります．口腔内に見られるストレス症状の徴候であり注意が必要です．

たばこやストレスへの対策

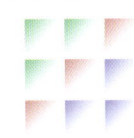
ほめと脅しの継続性

　生活習慣に関連する喫煙やストレスといった歯周病のリスクファクターに対する対応としては，ある時点における一時的な生活改善の効果を期待するのではなく，継続した改善効果を持続的に維持する必要があります．喫煙に対しては，喫煙行動が直接・間接的に口腔内の環境を変え，さらに歯周組織に影響をおよぼすことを伝える必要があります．**喫煙者に対する歯周治療では，治療の開始前に歯周治療に対する喫煙の影響について十分に説明，ならびに禁煙指導を行う必要があります**．また禁煙の出来ない患者に対する治療では，治療期間の短縮，薬物療法との併用も視野に入れた非外科的な治療計画の立案が望まれます．

　現在，禁煙活動は社会的に多くの地域や分野において活発に行われています．歯科治療において禁煙は，歯周病治療を含めて喫煙の直接的な影響下にある口腔とその医療を行う上で必要不可欠な治療行為の一部といえます．

　特定非営利活動法人日本歯周病学会では2004年に禁煙宣言を行いその活動方針の1つに「本学会員は非喫煙者であることを目指す」ことを明記しました．これまでの**喫煙の歯周組織または口腔に対する科学的根拠に基づいた影響を考慮して，喫煙者である患者さんに対して禁煙への意識変化と継続的なモチベーションの維持・管理が必要と思われます**．一方，過度のストレスは，おもに間接的に口腔の環境や歯周組織に影響をおよぼすと考えられています．規則正しく日々の日常生活を意識的に心がけ，口腔清掃状態の環境を継続的に維持する必要があります．またゆとりある日々の生活を通じて，リラックスした環境下で副交感神経の亢進を促し，免疫系の機能上昇を目指すことが望まれます．

　患者さんに対しては，継続したプラークコントロール指導と同様に口腔におよぼす影響を時に強調的・継続的に伝え，指導内容が達成された時にはその成果について讃え・励ますことが重要です．

5 糖尿病は歯周病を重症化させるか
糖尿病がなぜ怖いのか

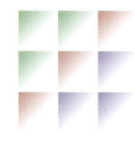
糖尿病とは

　糖尿病とは，膵臓で分泌される**インスリンの不足によって引き起こされる代謝異常**です．私たちは，食事から摂取したブドウ糖が血液中に取り込まれ全身の細胞へ運ばれることでエネルギー源となり，生命を維持しています．インスリンはこの全身への運搬の役目を担っており，これにより血液中にあるブドウ糖（血糖）の量は正常に調節されます．しかし，インスリンの分泌低下や機能異常が起こると，血糖が上がり高血糖となります．この状態が糖尿病です．近年，この糖尿病患者が急増しています．

糖尿病が引き起こす合併症

① 3大合併症
　糖尿病の初期には自覚症状がなくそのまま放置しがちですが，それが悪夢のはじまりです．高血糖状態が慢性的に続き糖尿病が進行すると，さまざまな合併症を引き起こすことになります．その3大合併症が，糖尿病性神経障害，糖尿病性網膜症そして糖尿病性腎症です．

② 歯周病も糖尿病の合併症 (図1-17)
　そして歯周病は，6番目の合併症です．糖尿病患者は，歯周病に罹患しやすく重症化しやすいといわれています．**2型糖尿病患者では，非糖尿病患者に比べて歯周病の発症率が2.6倍高くなります**．歯周病原細菌による慢性感染症である歯周病は，歯を喪失する最大の原因です．歯周病が重症化して歯を失うと，ほとんど咀嚼せずに飲み込んだり，軟食を飲み込む

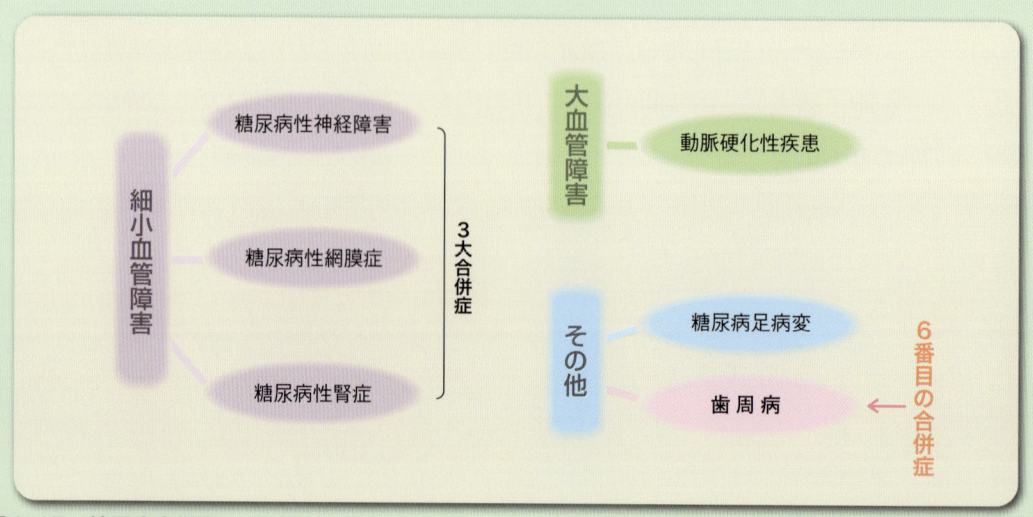

図1-17　糖尿病合併症

ような摂食状態になります．これは，食物繊維等の摂取を困難にし，自ずと早食いとなり，食後血糖の上昇をきたすことになるでしょう．そして，さらなる糖尿病の進行とその合併症の重症化へとつながります．

糖尿病が歯周病を悪化させる因子

血糖コントロール不良は，歯周病の危険因子となります．糖尿病が歯周病を悪化させる因子には，主に次の5つが考えられます（**図1-18**）．

① 糖尿病による口腔乾燥

高血糖が続く糖尿病患者では，多尿により脱水傾向となり，唾液分泌量が減少します．そのため，口腔乾燥が多くみられます．また，糖尿病治療薬や合併症コントロール時の降圧薬なども，口渇の原因となります．このような口腔乾燥を伴う患者さんでは，唾液の抗菌作用が低下するため，歯周病原細菌が増殖しやすくなります．

② 糖尿病による血管障害

糖尿病では，大血管障害による動脈硬化と細小血管障害が生じ，血流量が低下します．特に，末梢組織である歯周組織はその傾向が著明であり，創傷治癒が妨げられます．

③ 糖尿病による易感染性

高血糖状態になると，血液中にある白血球の働きが低下します．また，唾液量減少に伴って抗菌作用をもつ物質も減少します．これらは，糖尿病がもつ末梢の血流障害と合わさり体の免疫力を低下させ，感染しやすくなります．

④ 糖尿病による炎症性サイトカイン産生亢進

糖尿病に多い肥満では，多量の脂肪細胞から炎症性サイトカイン（TNF-αなど）が多くつくられます．このサイトカインは，歯槽骨破壊に関与しています．

⑤ 糖尿病による細胞障害

高血糖持続によって異常な代謝が起こり，さまざまな細胞障害性物質が誘導されます．

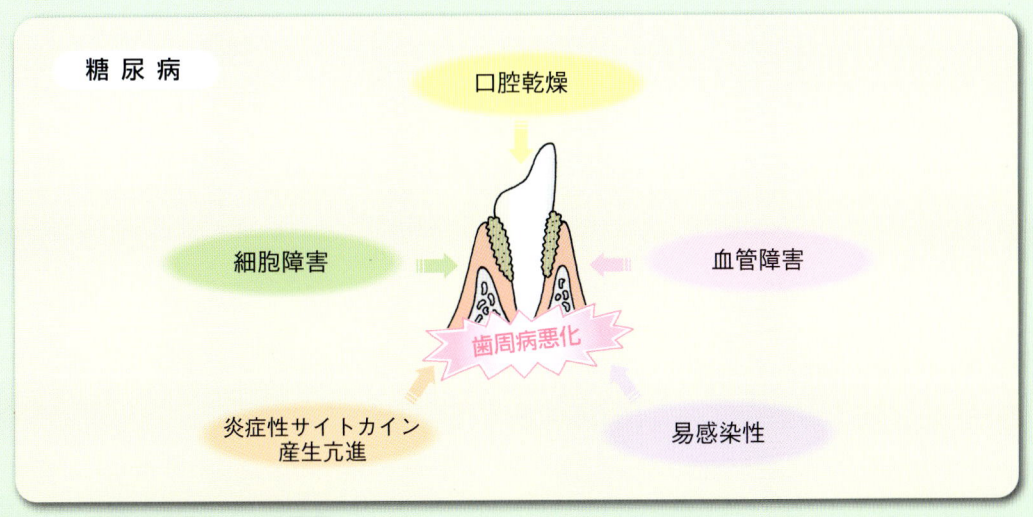

図1-18　歯周病を悪化させる因子

糖尿病患者の歯周病対策

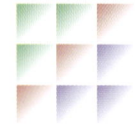歯周病は，長年にわたる生活習慣の乱れが災いして進行する，歯周病原細菌による慢性感染症です．そして，前項で述べたように，歯周病重症化による咀嚼能力の低下が，糖尿病コントロールを困難にします．したがって，歯周病を合併している糖尿病患者には，**口腔内感染巣除去と咀嚼能力回復を目的とした医科歯科連携による歯周治療**が不可欠です．その後も，糖尿病治療と同様に定期的な口腔衛生管理の継続が必要です．

糖尿病患者への指導

まず，歯周病が糖尿病やその合併症を悪化させる因子であることを患者に説明します．また，糖尿病も歯周病も共に生活習慣病ですので，生活習慣の改善指導が重要です．たとえば，食習慣と生活習慣に対する改善指導や，喫煙者においては禁煙指導を行います．一方，口腔乾燥を伴う患者に対しては，保湿剤の使用による口腔粘膜に対する保湿指導を行います．

医科歯科連携下での歯周病管理

歯周治療を開始する前に，**医科へ歯周病の重症度とそれに対する治療計画を伝えておく**ことが重要です．その歯周治療を行うにあたり注意すべき事項も多くあるため，それらを把握することを目的に，**患者の全身状態についても医科へ問い合わせる**必要があります．そのために，医科への情報提供書を作成します（図1-19）．

歯科から情報提供する項目	医科へ問い合わせる項目
・口腔内感染巣の程度 　（歯周病の重症度・う蝕の状態・根尖性歯周炎の状態など） ・歯科治療計画 ・想定される歯科治療期間	・糖尿病のコントロール状況 ・合併症の有無およびコントロール状況 ・投薬内容 ・局所麻酔薬使用および観血処置の可否 ・歯科治療における注意事項

図1-19　歯周病を伴う糖尿病患者における医科への情報提供書作成事項

① 歯科からの情報提供

　医科への情報提供書を作成する際には，まず**患者の口腔内にどの程度の感染巣があるか**を伝えることが重要です．その上で，その感染巣除去に必要な歯周治療を含む**歯科での治療計画**を簡潔に記載します．さらに，その治療を行うために必要と想定される**歯科治療期間**を医科に伝えておくと，医科主治医はその情報をもとに医科治療の進め方を検討されますし，歯科主治医へも歯科治療のために必要な情報を提示し易くなります．これらは，糖尿病患者に対して医科歯科連携下で歯周病管理を円滑に進めるうえで要となります．

② 医科への問い合わせ

　歯科で予定している治療内容に次いで情報提供書に記載するのは，歯科治療を行う上で注意すべき質問事項です．**糖尿病のコントロール状態**に加えて，**合併症の有無とそれら合併症に対するコントロール状態**について問い合わせます．それは，糖尿病患者では，歯科受診時に低血糖発作を起こしたり，歯内治療や観血処置によって易感染や治癒不全を起こしやすい患者も多いからです．糖尿病の治療薬には他の薬剤との併用が困難なものがあるため，**医科での投薬内容**についても問い合わせる必要があります．さらに，大血管障害をもつ糖尿病患者においては，アドレナリン含有の局所麻酔薬の使用を控えなければならない場合もありますので，**局所麻酔薬使用と観血処置が可能かどうか**を医科へ伺います．歯科治療におけるその他の注意事項もあれば回答いただけるように記載した情報提供書を送ると，医科から充実した回答を受けることが可能となります．

③ 医科歯科連携による患者情報共有の継続

　そして，歯周治療は歯科治療のなかでも長期にわたります．そのため，治療期間中に患者の全身状態が変化したり，医科での治療内容が変更される場合も多々あります．その情報も，歯科医師が確実に把握しなければなりません．**歯周治療期間中においても医科歯科間で密に情報を交換**し，その情報に応じて歯周治療を適切に進めることが必要です．

重度歯周病を伴う糖尿病患者への歯周治療

　糖尿病患者に対する歯周基本治療において，医科から局所麻酔下での観血処置が可能との回答があれば，プラークコントロールの確立と並行してスケーリング・ルートプレーニングを行います．近年の日本人を対象とした臨床研究から，2型糖尿病に重度歯周病を伴う患者では，スケーリング・ルートプレーニングと同時に局所抗菌薬（ペリオクリン歯科用軟膏等）を投与することによって血糖値が有意に改善し，歯周病と糖尿病の相補的な改善が可能となるとの報告があります．これにもとづき，平成28年1月の中央社会保険医療協議会総会において，「糖尿病患者の歯周炎治療における局所抗菌薬の先行使用」のテーマが平成28年診療報酬改定に向けて議論される案件の1つとなりました．そして今回，重度歯周病を伴う2型糖尿病患者に対して，同治療法が新規保険適用となりました．

6 チームで取り組む歯周治療

歯科医師・歯科衛生士・医師のチーム

QOLと歯周治療

　歯周病，特に歯周炎は歯根膜や歯槽骨などの歯周組織を破壊する疾患であると同時に全身にも影響を与える慢性疾患であることが明らかになってきました．歯周炎が影響を与える疾患は，糖尿病，心臓・血管疾患，早産・低体重児出産，肥満，呼吸器系疾患，関節リウマチ，認知症など多岐にわたっています（図1-20）．そこで，全身性疾患を予防し，「健康上の問題がなく日常生活を普通に送れる状態」すなわち**「健康寿命」**を延伸させるためにも歯周治療，さらには口腔ケアの重要性が高まっています．歯周病をはじめとする口腔疾患を予防，治療することは，**生活の質（Quality of Life：QOL）**を維持・向上させる上でとても重要なのです．

糖尿病と歯周病

　例えば，糖尿病患者さんの歯周治療を考えてみましょう．
　歯科医師はTBI（Tooth Brush Instruction）やスケーリング・ルートプレーニングなどの歯周治療を行い，口腔内環境を整えることで，歯周炎の進行を抑え，歯周病を治癒させていきます．しかしこれは口腔内環境の改善だけでなく，糖尿病のリスク因子も減少させているのです．一方，歯周病を発症・進行させるリスク因子として，歯周病原細菌といった**細菌因子**，不良補綴物，全身性疾患などの**宿主因子**，食習慣，喫煙，ストレスなどの**環境因子**の3つがあります（図1-21）．これらのうち，環境因子の対応については，歯科医師は治療だけ

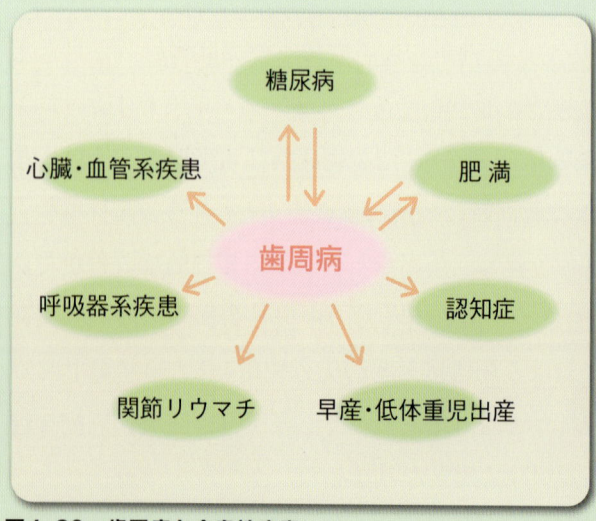

図1-20　歯周病と全身性疾患

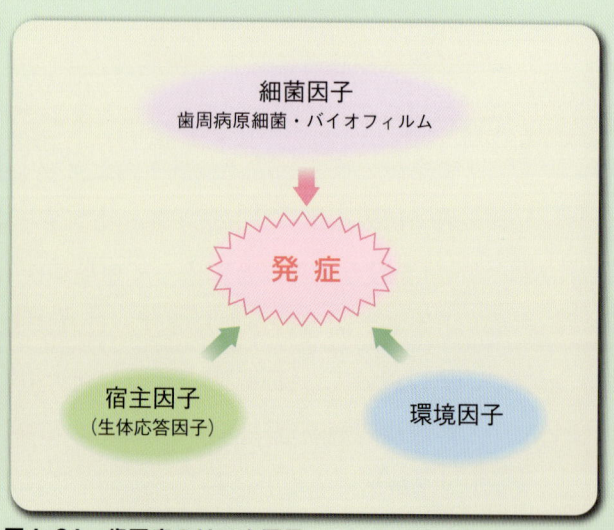

図1-21　歯周病のリスク因子

でなく，患者の食習慣などの生活習慣に介入することも必要です．

歯科衛生士との連携

　一方，歯科衛生士は，口腔細菌のコントロール（**器質的ケア**）に関して任せられる存在ですし，さらにオーラルヘルスプロモーションの一部である**健康教育**についての素養があります．すなわち歯科衛生士は歯科医師と共通な知識基盤をもち，かつ別な視点をもつ存在なのです．歯科衛生士が患者の**環境因子**に積極的にコミットし，その結果，行動変容を促し**食生活習慣を改善**することが可能となります．これは糖尿病の改善のためにもとても重要です．歯科医師と歯科衛生士が協力・連携することで，歯周治療を効率的に進めていくことが可能となるのです．

医師との連携

　糖尿病に罹患していると歯周炎になりやすく悪化しやすい，逆に，歯周炎にかかっていると糖尿病が悪化しやすく，両疾患は相関関係にあることがわかっています．ですから，医師による糖尿病の治療（宿主因子の改善）が患者の全身状態を改善し，それが歯周炎のリスク因子を減少させることにもつながり，結果的に歯周治療を成功させることにつながるので

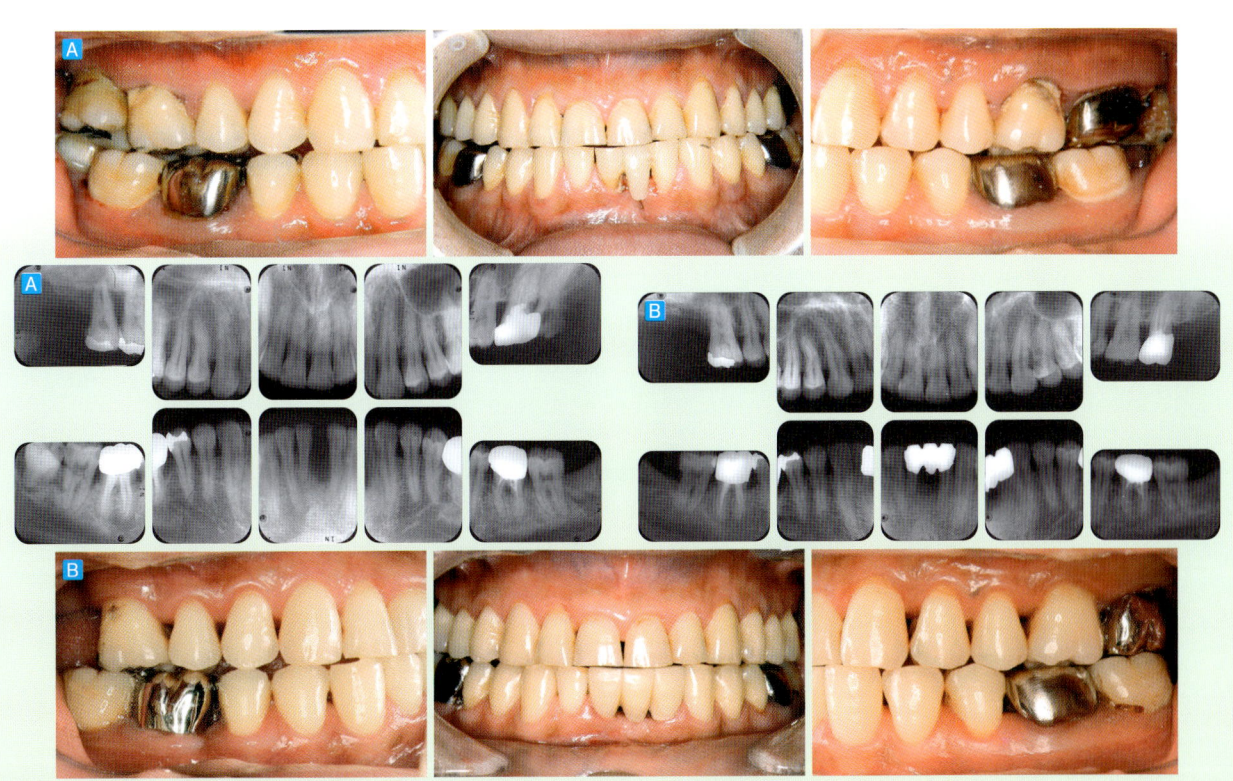

図1-22　DM & Perio 患者の治療例
A 45歳の男性，初診時の口腔内写真とエックス線写真，臼歯部に歯肉の炎症が認められ，前歯に自然脱落した部位がある（身長173cm，体重92kg，HbA1c 12.0％）．
B SPT開始時の口腔内写真とエックス線写真，歯肉の炎症は改善し，歯槽骨の吸収も改善している．身長は変わらないが減量に努力し，糖尿病の血糖管理も良好である（身長173cm，体重70kg，HbA1c 5.8％）．

す（図1-22）．

このように，医師・歯科医師・歯科衛生士がチームを組むこと（**多職種連携**の一つ）によって，歯周病を改善し，さらには糖尿病をコントロールすることで患者さんのQOLを向上することができます（図1-23）．

健康長寿を目指したチーム医療

我が国は**超高齢社会**であり，さらに高齢者や要介護者（居宅・施設入所者）が増加の一歩を辿ることが予想されています．中央社会保険医療協議会による「平成26年診療報酬改定に係る特別調査速報の報告」によると平成23年と24年における歯科外来と歯科訪問診療患者総数の増減を比較すると，前者は2.1人減少，後者は5.8人増加となっています．健康長寿社会実現のためには，超高齢社会に対応した歯科医療の対応が必要です．厚生労働省大臣官房統計情報部人口動態・保健統計課保健統計室の「死因別にみた死亡率の年次推移」によれば，平成24年には肺炎が脳卒中を抜き，第3位の死因になりました．一方，肺炎患者の65歳以上の高齢者の占める割合は約90％で，そのほとんどが誤嚥性肺炎であるとされています．誤嚥性肺炎は，歯周病原細菌をはじめとした口腔内細菌が原因であるため，今後ますます訪問診療（口腔ケア）が重要になってきます．したがって，歯周病といった見地からだけではなく，ヘルスプロモーションの基礎となる**オーラルヘルスプロモーション**を担うため，歯科医師・歯科衛生士は医療・介護との連携，すなわち医師を含めた医療チームの一員としての活躍が期待されているのです．さらに，チーム医療においては，上記3職種以外にも，薬剤師，ソーシャルワーカー，管理栄養士，訪問介護士などといった多職種との連携が重要になってきます．その際は，他職種の特徴を知り，他職種の立場に立ち，各専門職がお互いの得意分野を活かして患者さんを治療していくことが必要となります．

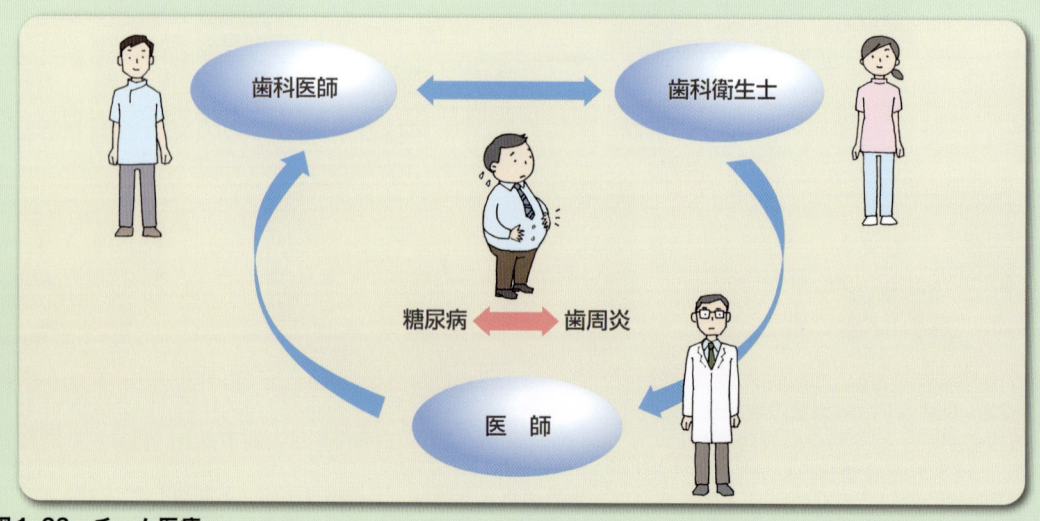

図1-23　チーム医療

自己管理と
プロフェッショナル管理

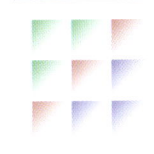

予防の分類

　予防とは，「疾病の進行を最小限にとどめて，それ以上の進行を防止する」と定義され，一次予防，二次予防と三次予防があります．さらに，最近では，「0次予防」という概念が出てきました．これは，一人ひとりの体質に合わせて生活習慣などの改善を行い，病気の予防を推進するという考え方で，効果的に生活習慣を見直すことを目指しています．

　一次予防は健康な人を対象とし，疾病の発生を未然に防ぐこと，**二次予防**は発症後の患者を対象とし，重症化すると治療が困難または大きなコストのかかる疾患を早期診断・治療することです．**三次予防**とは発症後の患者を対象とし，重症化した疾患から社会復帰するための機能回復を主眼としています．特に歯周病における予防は以下のように考えられています（図1-24）．

歯周病の発症・再発の予防（一次予防）

　健康増進方法として，生活習慣の改善をはかり，生体の免疫反応を向上させることが挙げられます．歯周病はプラーク（**バイオフィルム**）を局所的病原因子とした炎症性疾患であるため，特異的防御として歯周組織へ付着したプラークを除去すること，すなわちプラークコントロールが重要とされています．

　予防法としては，患者さんが日常的に行う**セルフケア（自己管理）**と歯科医療従事者が行う**プロフェッショナルケア（プロフェッショナル管理，専門家による管理）**がありますが，

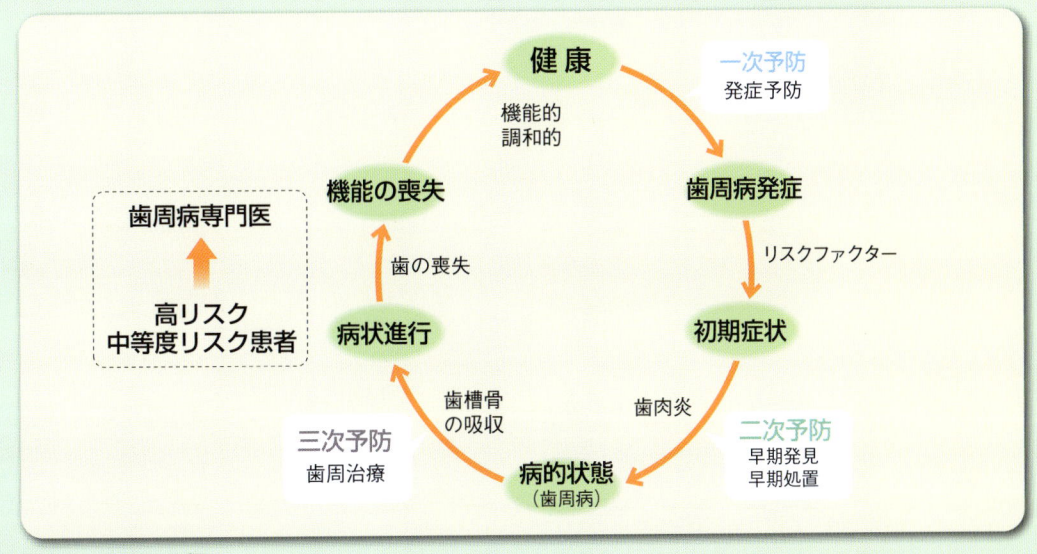

図1-24　予防の分類

患者さんの生活環境・口腔内状態・リスク因子などを把握して，リコール間隔を考慮する必要があります．

① 機械的プラークコントロール

患者さんがホームケアとして行う，日常的なセルフケアで行うブラッシングの方法については，画一的な方法を指導するのではなく，まず初めに患者さん自身が行ってきた方法，癖や患者さんの持っているプラークコントロールに対する知識を把握することが重要です．その上で，その患者さんの口腔内の環境や手技に応じた方法・器具を指導することが必要です．

プロフェッショナルケアとしては，歯科医師・歯科衛生士が歯面・歯根面に付着したプラーク，歯石を除去し，さらに歯面の滑沢化を行い，プラークが付着しにくい環境を作ることを目的として，スケーリング，PTC，PMTC (Professional Mechanical Tooth Cleaning)を行います．

② 化学的プラークコントロール

プラークはバイオフィルムを形成しています．バイオフィルムは宿主の免疫機構，抗菌薬，消毒薬に対して強い抵抗性があります．したがって，化学的にバイオフィルムを破壊したり，バイオフィルム中の細菌を殺菌することは非常に困難なため，機械的に除去することが最も効果的です．しかし，機械的に除去した後にバイオフィルムの**再形成を抑制**するため，消毒薬による洗口法もホームケアとしては有効です．また，歯科医師・歯科衛生士による機械的プラークコントロールの後に，ポケット内を洗浄することも推奨されています．

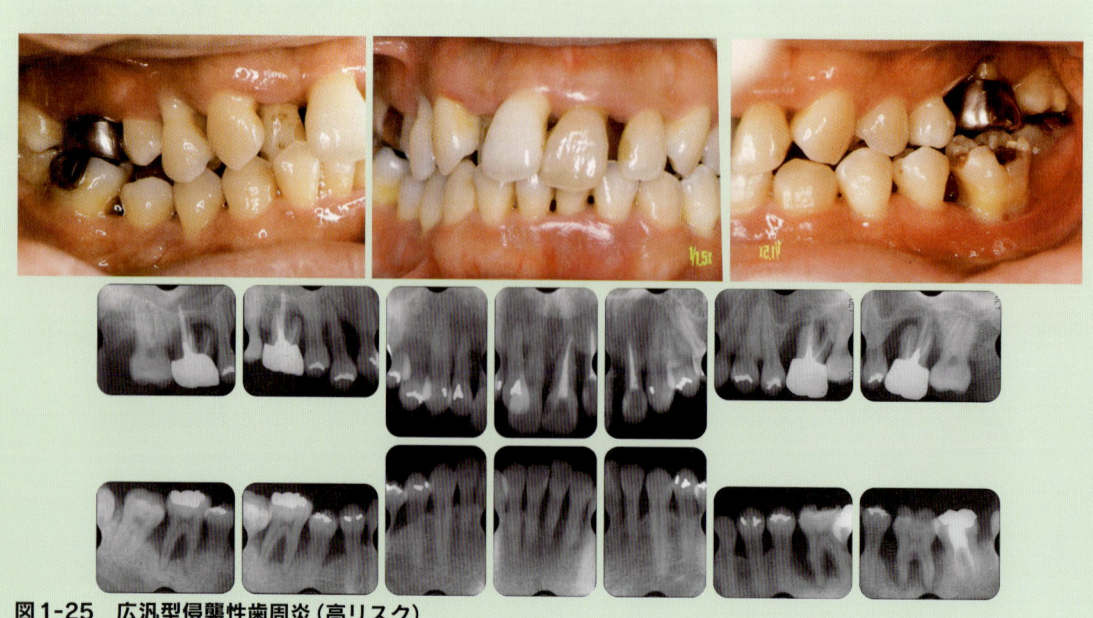

図1-25 広汎型侵襲性歯周炎（高リスク）
28歳の女性，全顎的に著しい歯槽骨吸収が認められる．

疾病の進行防止のための継続管理（二次予防）

　二次予防では，疾病の早期発見・早期治療とその後のメインテナンスが行われます．歯周治療においては，治癒（一次的治癒）が得られた場合は**メインテナンス**，さまざまな事情により治癒が得られなかった場合は，**病状安定**としてSPT（Supportive Periodontal Therapy）が行われます．さらに，**口腔管理**を成功に導くためには，患者さん自身の自己診断能力を向上させることが必要不可欠です．口腔管理の究極の目標は，患者さん自身が**自己管理能力**を持ち，医療従事者と協力し長期にわたり継続的に**自己管理**を行える人（元患者さん）になっていただくことです．

　セルフケアとしては，プラーク付着部位を把握したうえでプラークコントロールを実行することが必要になります．しかし，患者自身がプラーク付着部位を把握することには困難が伴います．したがって，プロフェッショナルケアとして，患者さんにプラーク付着パターンを把握させるため，メインテナンス時に付着部位を歯科医師が指摘することが必要になります．それが**自己管理能力の向上**，**モチベーションの維持**につながります．また，実際にプラークコントロールを実行する場合，患者さんが「**つもりブラッシング**」をしないよう，口腔清掃器具，その使用方法について常に留意させ，かつ歯科医師・歯科衛生士もメインテナンス時に確認することが必要です．

　また，一次予防と同様に，プロフェッショナルケアの一環として，PMTCを実施し，患者自身のプラークコントロールを補います．

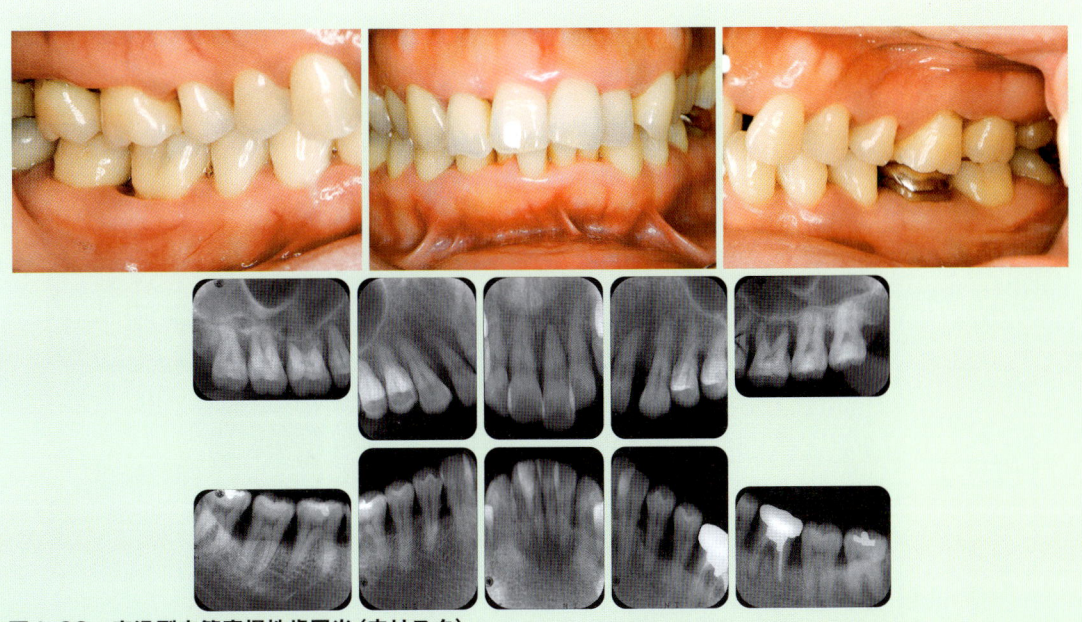

図1-26　広汎型中等度慢性歯周炎（中リスク）
38歳の女性，歯肉の炎症はあまり強くないが，全顎的に水平性の歯槽骨吸収が認められる．

歯周病患者のための歯周治療（三次予防）

　三次予防では，すでに歯周病発症後放置し，症状が進行した患者さんが対象となります．
　歯周病の進行（歯周組織の破壊）は，以下の3つに分類されることが明らかになってきました．歯周治療を行わない場合，①**急速に進行する**，②**比較的ゆっくりと進行する**，③**ほとんど進行しない**，に分類されます．また，歯周病患者に歯周治療を行った後の長期予後の観点で，①**急速なダウンヒル**，②**ダウンヒル**，③**ウェルメインテイン**に分けられます．さらに，これら進行度，予後を総合して，歯周病患者を「**高リスク**」，「**中等度リスク**」，「**低リスク**」の3つに分類し，治療法を決定するうえでの判断基準とします（図1-25～27）．歯周治療を行う上で，患者がどれにカテゴライズされるのかを見極め，特に「中等度リスク」，「高リスク」の場合は，歯周炎の進行が早く治療の反応性も不良なため，**歯周病専門医**に治療を依頼することが必要です．

　「低リスク患者」は，歯周病の進行度が低く，長期予後も良好と考えられますが，歯周病原細菌は，糖尿病，掌蹠膿疱症，関節リウマチなど全身性疾患の原因となり，また，他の口腔細菌も誤嚥性肺炎，細菌性心内膜炎の原因となるため，メインテナンスが必要です．

　一方，「中等度・高リスク患者」では，歯周病専門医でのアクティブな歯周治療後，再び一般の歯科医院でメインテナンスやSPTを担当することとなります．当該患者さんにおいては，すでに歯周組織の破壊が進行しているため，歯冠歯根比が不良な歯が存在しています．したがって，炎症のコントロールとともに咬合力のコントロールにも留意する必要があります．

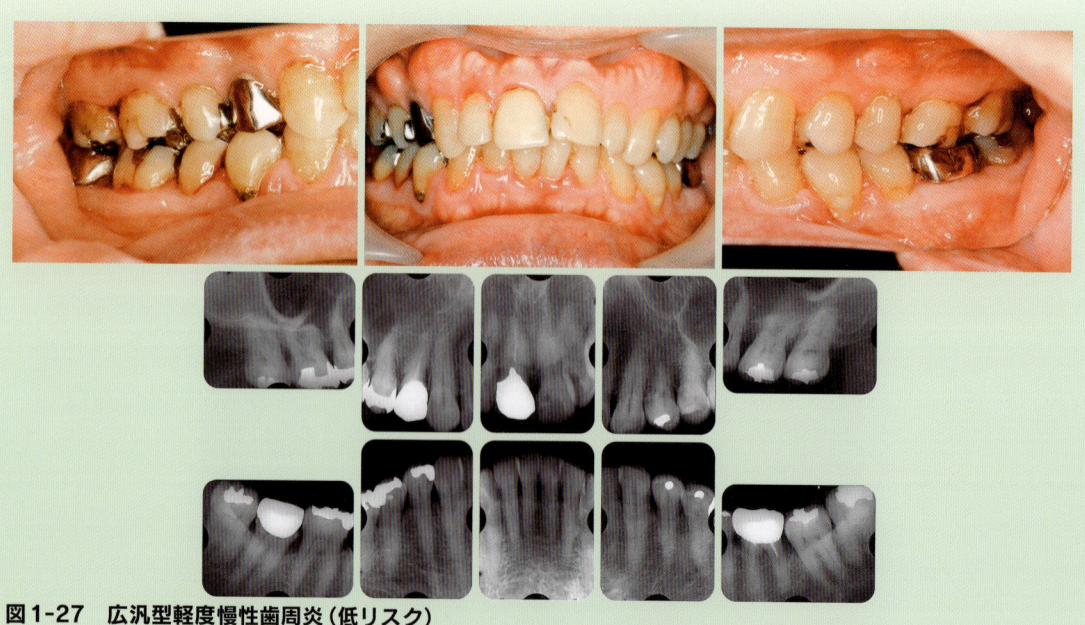

図1-27　広汎型軽度慢性歯周炎（低リスク）
67歳の男性，歯肉の炎症は強く自然出血している部位が認められるが，歯槽骨の吸収は水平性であまり進行していない．根分岐部病変も認められない．

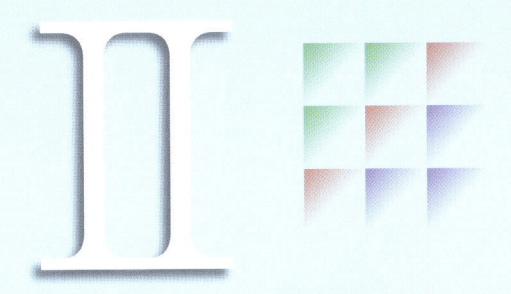

II 細菌・感染のコントロール

1. 炎症の見極め　中島啓介, 臼井通彦
2. 見えるプラーク　石原裕一, 吉成伸夫
3. 見えないプラーク　五味一博
4. 誰でもできるフラップ手術　今村健太郎, 齋藤 淳

- プラークと歯肉出血が関連している部位は対応しやすい
- プラークがなくて炎症ある部位・人は要注意
→P36

目に見えるプラークは, アドヒアランス（患者主導）が基盤

個人別の効果的プラークコントロールの工夫
→P40

目に見えないプラークは, 機械的・薬物的・レーザーなど総動員の対応
→P48

「目的を明確に」,「各ステップを丁寧に行う」フラップ手術の実践
→P54

「患者に優しい」「術後のプラークコントロール」「再生材料の理解」が重要
→P56

1 炎症の見極め

プラークと出血の関連

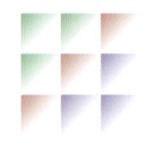

プラークは細菌のかたまり

　プラークが食べかすではなく細菌性のバイオフィルムであることはご存知でしょう．歯の表面は歯ブラシ等で徹底的に清掃しても直ちに唾液によってコートされ，口腔内に残存している特定の細菌が唾液によって運ばれてきてその表面に付着し増殖します．そうすると次から次に他の細菌もそこに付着して【見えるプラーク(**歯肉縁上プラーク**)】ができ上がります．

　古いですが有名な実験的歯肉炎の研究から，この見えるプラークが歯肉炎の原因であることは現在では常識です．しかし，どのようなメカニズムで歯肉炎を起こしているのでしょうか？　細菌による炎症は，その細菌が体内に侵入しないと起こりません．それでは，歯肉炎の原因となる細菌はどこから体内に侵入するのでしょうか？　それを理解するには，歯肉溝付近の構造を詳しく知る必要があります．

歯肉溝内の上皮によるバリア構造

　通常，目で見える角化歯肉の部分は細胞が隙間無く並んだ角化上皮によって覆われていて，傷などができない限り容易には細菌が侵入できない構造をしています．しかし，歯肉溝の内面を覆う上皮(歯肉溝上皮)には隙間があり，細菌が体内へ侵入するための入り口となっています．しかも，歯肉溝の内面を覆う上皮，特に歯周ポケット底部を形成する**接合上皮**は

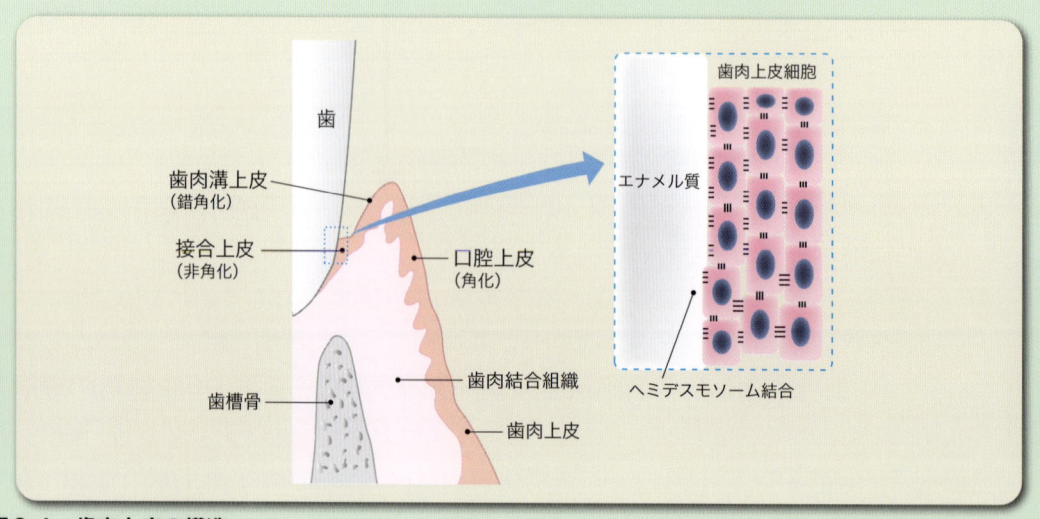

図2-1　歯肉上皮の構造

角化しておらず，エナメル質に対してヘミデスモソーム結合しているだけの非常に弱い構造となっています．この部分が，細菌が体内へ侵入するための入り口となっています（図2-1）．

細菌の侵入経路

　歯の表面に付着した細菌は，体内へ侵入するための入り口にどのようにして到達するのでしょうか？　見えるプラークの内部には細菌がぎっしり詰まっていますが，外側に行くほど細菌が緩くついて剥がれやすくなっています．しかし，剥がれた細菌は，唾液や歯肉溝滲出液によって洗い流されるため，なかなか入り口まで到達することはできません（図2-2）．

　見えるプラークが長くとどまっているとじわりじわりと根尖方向にプラークが広がっていくようになります．そうやってできた【見えないプラーク（**歯肉縁下プラーク**）】の表面には緩く付着した細菌が存在していて，歯肉溝滲出液が存在していても対面する歯肉溝上皮まで到達できるようになります．

出血のメカニズム

　この入り口（歯肉溝上皮）から細菌が歯肉内へ侵入すると，それを排除するために炎症が起きます．炎症によって細菌が排除されると歯肉は正常な状態に戻ります．しかし，見えるプラークが除去されず長くとどまっていると炎症は慢性化し歯肉からの出血も認められるようになります．

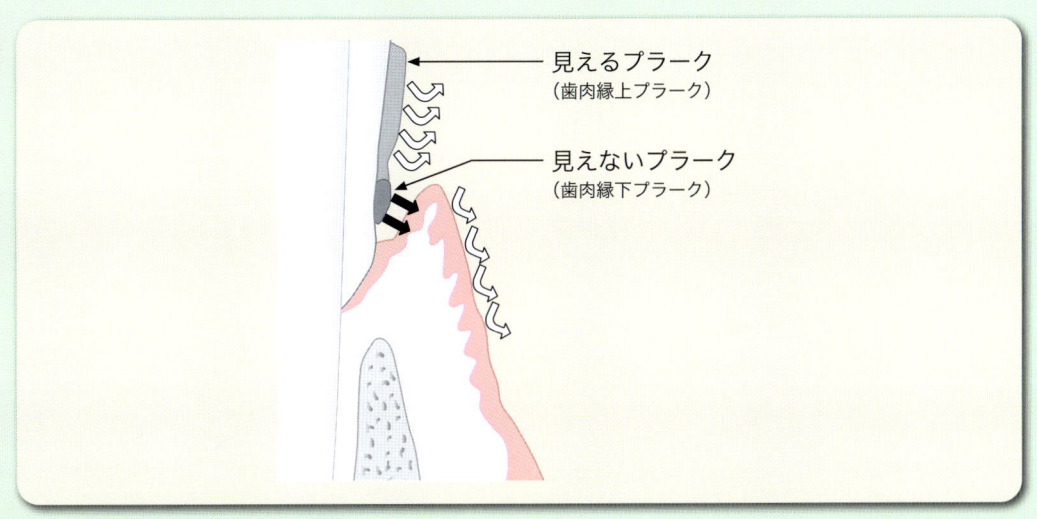

図2-2　細菌の歯肉内への侵入経路

プラークがない炎症部位の対応は

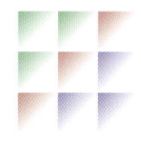

前述のように，歯肉の炎症は多くの場合，細菌性プラークによって起こります．しかし，他のさまざまな原因によっても起こるので，それについて理解しておくことが必要です．

白血病による歯肉出血

急性骨髄性白血病では，正常に分化しなくなった芽球とよばれる細胞が骨髄内に増殖して正常な血液細胞がつくられなくなるため，貧血症状，感染症による症状，血小板減少による出血傾向が認められます．このような患者さんでは歯肉増殖を認めることが多く，歯肉は硬く出血しやすくなります．

薬剤による歯肉増殖に伴う出血

高血圧や狭心症の治療に使われるニフェジピンは一部の患者さんで歯肉増殖を引き起こします．歯肉増殖により深いポケットができるとブラッシングを一生懸命行っても【見えないプラーク（歯肉縁下プラーク）】が取り除けないため，炎症が持続し歯肉から出血するようになります（図2-3）．また，心筋梗塞，脳卒中などの治療に使われる抗凝固薬を服用している場合は，止血しにくくなるため，歯肉からの出血を訴えることがあります．

歯根破折による出血

歯の破折，特に歯根破折による歯肉の炎症は見えるプラークがなくても起こります．通常，細菌が歯周組織に侵入する入り口は歯肉溝上皮あるいは歯根の根尖孔です．どちらの入り口にもその侵入を阻むメカニズムが備わっていて容易には侵入できません．しかし，歯根が破折し破折線に沿って口腔内から歯根膜内へ直接侵入する経路ができると，侵入を阻むメ

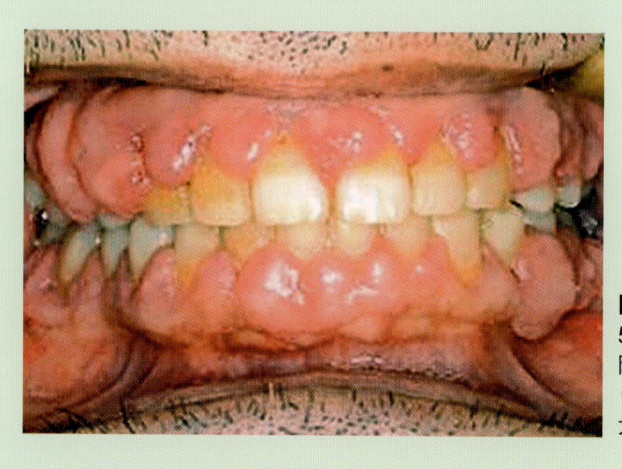

図2-3
58歳，男性．全顎にわたる歯肉腫脹を主訴に来院された．高血圧の既往があり，ニフェジピン（アダラート）を服用していた（写真：九州歯科大学藤村亮仁先生提供）．

カニズムが備わっていないため唾液中のわずかな量の細菌でさえ短時間の間に歯根膜内へ侵入できるようになります（図2-4）．そのような場合は炎症により歯肉が発赤し出血しやすくなります．

口呼吸による歯肉出血

口呼吸は，何らかの原因で鼻呼吸が制限された結果，口で呼吸をするようになった状態です．口唇が閉鎖していないため，常に外気にさらされ乾燥する前歯部の歯間乳頭歯肉は唾液による抗菌作用が働かず炎症を起こしています．また，呼気・吸気が口蓋部を出入りするため口蓋部辺縁歯肉は乾燥して炎症を起こし棚状（**テンションリッジ**）に腫脹しています（図2-5）．

プラークを原因としない歯肉病変

非プラーク性歯肉病変に分類される疾患（日本歯周病学会による分類，2006）では，プラークが全く存在しなくても歯肉に炎症が起こり出血します．①ヘルペスウイルスやカンジダといったプラーク細菌以外による感染症，②自己免疫異常による粘膜皮膚疾患（慢性剥離性歯肉炎等），③歯科用修復材料や歯磨剤等に対するアレルギー反応，④外傷等による物理化学的な傷害，などにより歯肉に炎症が起こり出血することがあります．これらの疾患の診断は一般に困難なことが多いのですが，歯肉に痛み等がない場合はブラッシング指導を一定期間行って歯肉に変化が認められるか観察することによって診断できることがあります．

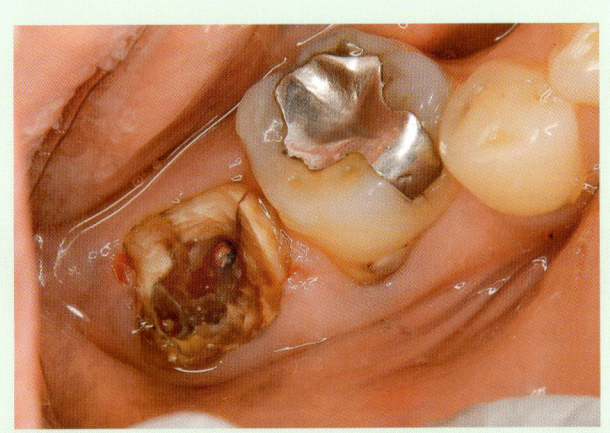

Ⅱ 細菌・感染のコントロール

図2-4
62歳，男性．下顎右側第二大臼歯の近心舌側に6mmの歯周ポケットを認めた．また，BOP陽性であった．全部鋳造冠とメタルコアを取り除いたところ，深いポケットを測定した部位に縦に走る破折線を認めた．

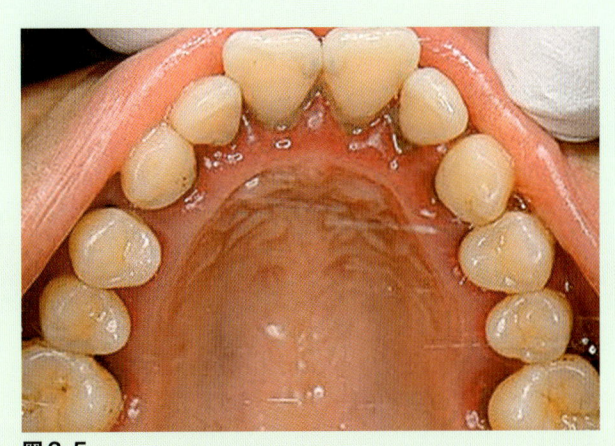

図2-5
33歳，女性．上顎前歯部の腫脹・出血を主訴に来院された．アレルギー性鼻炎に罹患しており，口呼吸の自覚がある．上顎口蓋側に口呼吸によるテンションリッジを認めた．

2 見えるプラーク

コンプライアンスから
アドヒアランス(患者主導)へ

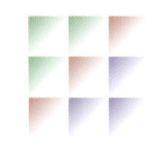

コンプライアンスとは

　日常臨床の現場でよくこんな言葉を聴かないでしょうか？「○○先生，患者さんの○○さんはプラークコントロールがよく，歯周治療に対するコンプライアンスが良好と思われます」「はいそうですか．いいですね」となるわけですが，コンプライアンスとはどういう意味でしょう．辞書で調べてみますと，コンプライアンス〈compliance：1.（命令，申し出，要求などに）従うこと，黙従，屈服，2. 素直さ，従順．3. 応諾，承認．4. 協力，服従．〉と表され，日本でビジネスコンプライアンスといえば「法令遵守」，最近だと「企業が法律や企業倫理を遵守すること」という意味で使われることが多い言葉です．

医療現場におけるコンプライアンス

　医療現場では，医師から処方された薬を，患者さんが指定されたとおり服用する服薬遵守として長年「コンプライアンス」という言葉が浸透してきました．歯周治療においては，歯科医師の指示どおりプラークコントロールを実践することや，歯科医師の決めた来院間隔に従いサポーティブセラピーを継続している状態に対して「コンプライアンスが良好である」と表現し利用されてきた言葉です．しかし，上述のように「コンプライアンス」という言葉の意味を正確に考えた場合，「医師，歯科医師および薬剤師などからの命令，申し出，要求などに患者さんが素直に承認し協力・服従する」ということになります．

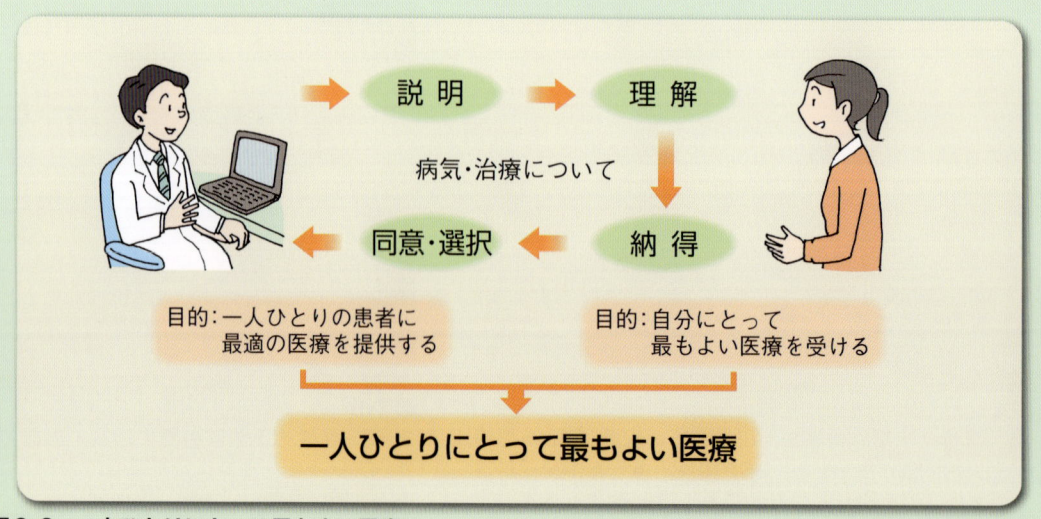

図2-6　一人ひとりにとって最もよい医療

歯科医師と患者さんのコンプライアンス

歯科医師の要求に対し患者さんはその指導，処置に対して，正しい理解は必要ありません．患者さんが担当歯科医師からの歯周治療に対して疑問をもち，別の治療法の可能性について質問することや，来院したくてもさまざまな事情で，歯科医師の指示どおり，受診できないことに対し，コンプライアンスが悪いからしようがないで済まされるのでしょうか？

インフォームドコンセントの普及

インフォームドコンセント（IC）は，もともと米国で，患者さんの人権を守るため，法律上の言葉として使われ始めました．日本では，「僕の言うとおりにすれば間違いない．あれこれ考えず，黙ってついてきなさい」，「先生に全部おまかせします」のパターナリズムの医療から，一人一人の人権意識の高まりや価値観の多様化などによって，自分に大切な情報を知ったうえで，患者さん自らが治療を選択し決定していく「患者が主役の医療」に変わってきました．歯科医師から一方的に施されるのではなく，患者さんも，責任をもって治療に臨むという考えが広く普及してきた現在，「コンプライアンス」という言葉はもはや実態にそぐわなくなってきました．

アドヒアランスとは

コンプライアンスに代わる新しい用語として「アドヒアランス」が使われるようになってきました．2001年にはWHO（世界保健機関）にて専門者会議が開催され，「今後はコンプライアンスでなく，アドヒアランスの理念を推進する」との決議もなされています．再度辞書にて「アドヒアランス」の意味を調べてみると，アドヒアランス〈adherence：1. 密着，粘

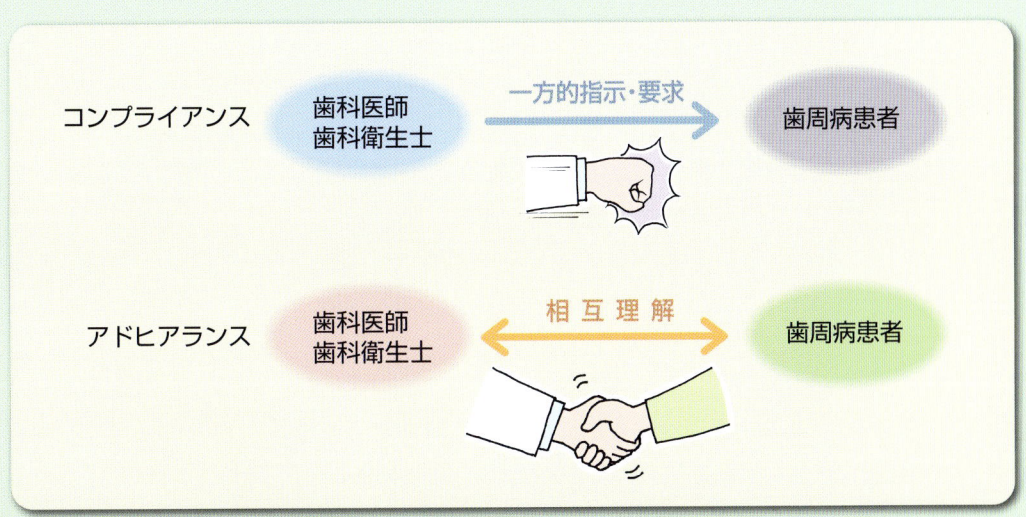

図2-7 コンプライアンスとアドヒアランスの違い

着，執着，固執，固守，愛着，支持．2．粘着性，粘着力．〉とあることから，「アドヒアランス」は指示されたとおり忠実に従うというより，患者さんが主体となって，「自分自身の医療に自分で責任をもって治療法を守る」という考え方になります（図2-6, 7）．

歯周治療におけるアドヒアランス

アドヒアランスがよいとは，「歯周治療の意義・治療法・患者協力の重要性をよく理解し，その必要性を感じてきちんと歯周治療に参加する」ということになり，アドヒアランスが悪いとは，「歯周治療を理解していないため，その必要性がわからず結果的に歯周病をコントロールできない」という意味になります．

患者との良好な信頼関係を築くには

「コンプライアンス」は歯科医師主導であり，「アドヒアランス」は歯科医師と患者さんが相互に信頼関係を築いて積極的に歯周治療に臨む（患者主導）と考えられます．したがって，生活習慣病の一つである歯周病の治療では長期にわたっての患者さんとの信頼関係が非常に重要であり，その治療には日常生活を含めた患者さんの積極的治療参加が重要であること，すなわち，「アドヒアランス」を高めることが現代の歯周治療にマッチしており，強調されるようになってきました．**歯周治療におけるブラッシング習慣の確立は，医科での規則正しい服薬遵守に近いものではないかと思われます．**むしろ，これからは患者さんとの相互理解から「アドヒアランス」を高められるような歯周治療の実践・継続を目指しましょう（図2-8）．

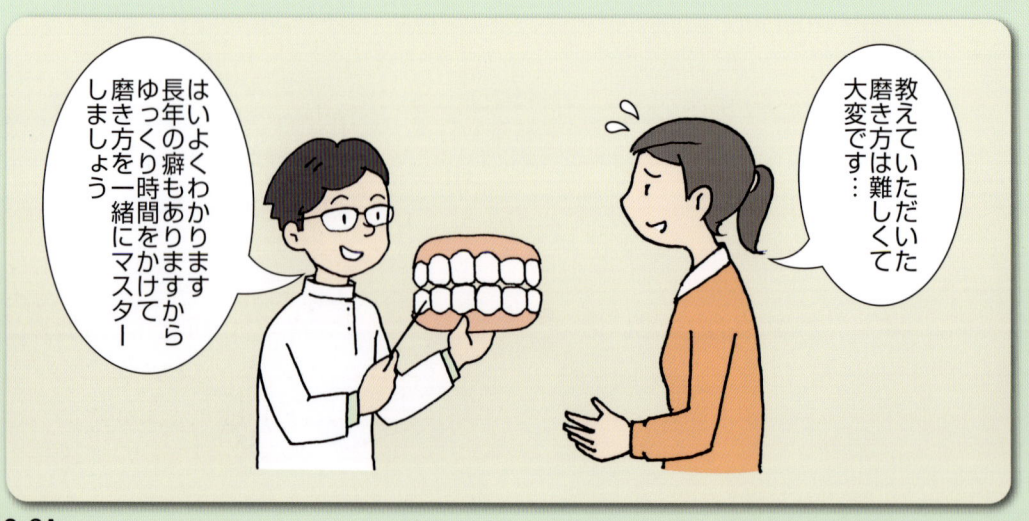

図2-8A

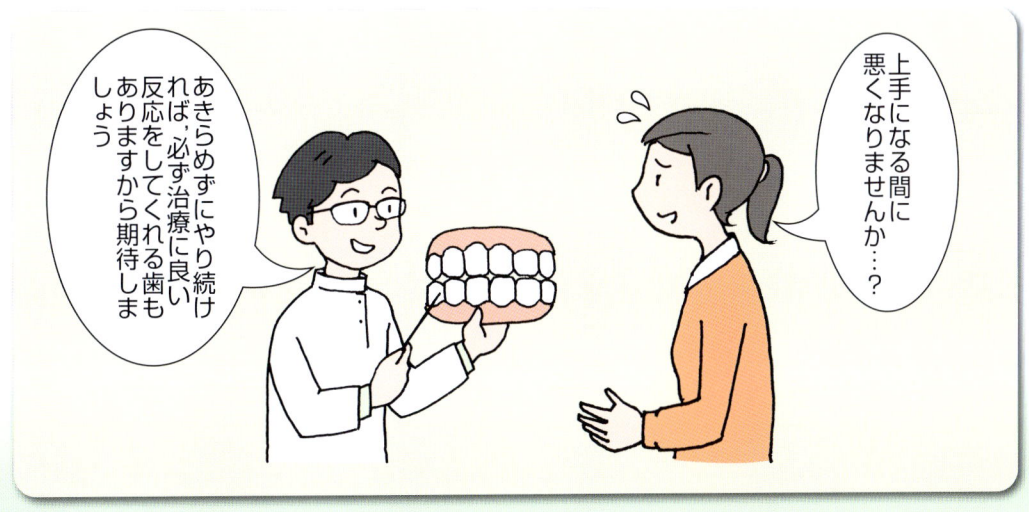

図2-8B

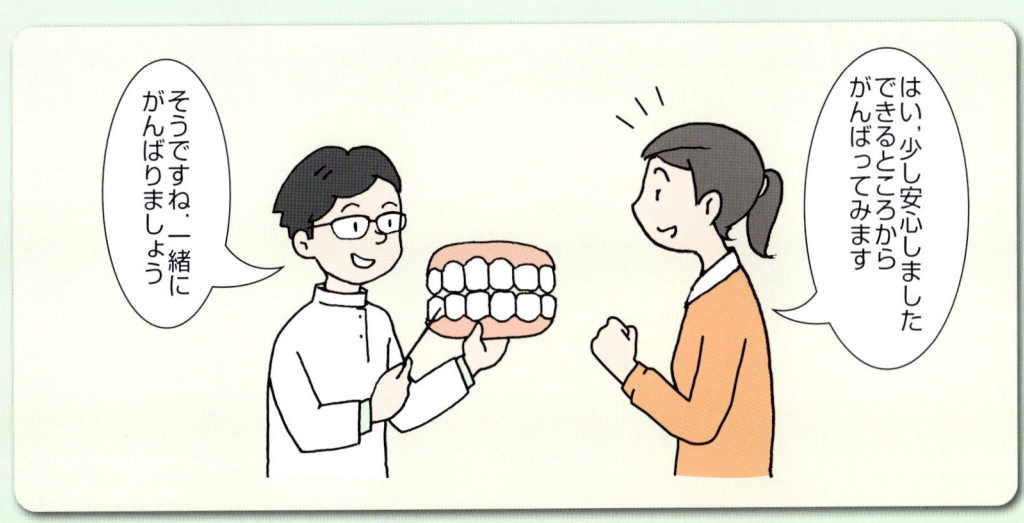

図2-8C

効果的なプラークコントロール

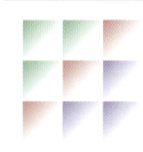

プラークと歯周病の関係

　プラークは獲得被膜を介して，好気性菌が主体をなすバイオフィルムとして，歯面に付着し，プローブによる歯面の擦過や染色により「見えるプラーク」として成熟します．その後，見えるプラークの刺激により形成された歯肉・歯周ポケット内では嫌気性菌が徐々に優勢となり，「見えないプラーク」として歯周組織破壊を引き起こします．そのため，歯周病の発症予防と治療にはプラークコントロールが不可欠であることは，今や一般社会においても常識となっています．特に，**歯科医師や歯科衛生士においてはあまりに一般的過ぎて，半ばそれは患者が行うことと決めつけ，先ほどの項で述べた強いコンプライアンスを患者さんに求めがちです**．そこで本項では「見えるプラーク」に対する効果的なプラークコントロールが，いかに患者さんのアドヒアランスを高めることに重要であるか，またどのようにすればよいのかについて解説します．

歯周病患者の本心

　「歯周病患者は，ブラッシングが上手になりたいから，ブラッシングするのではなく，歯周病を治したいから，ブラッシングするのです」つまり，なぜ歯肉縁上の見えるプラークを除去することが歯肉縁下で起きている付着の喪失に抑制効果があるのか？　この点について歯科医療従事者と患者さんの間での相互理解が必要になります．

見えるプラークと付着の喪失の関係

　そこで，筆者のグループでは以下の2点について患者さんに十分理解できるよう心がけています．まず，**図2-9**はある患者さんの見えるプラークをより見やすく染色したときの口腔内写真です．このとき，注目すべきは染色された見えるプラーク付着部位のプロービング

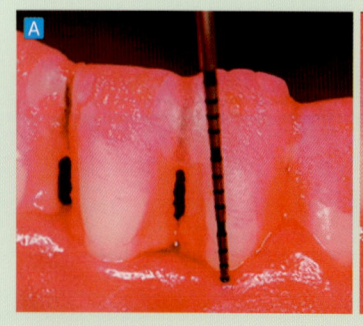

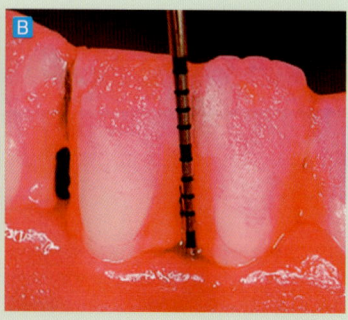

図2-9　見えるプラーク付着部位と非付着部位でのプロービングデプスの違い
18歳の男性．A 見えるプラーク非付着部位である下顎左側中切歯中央部1mmのプロービングデプス．B 見えるプラーク付着部位である下顎左側中切歯近心部は4mmのプロービングデプス．

デプスが4mmであるのに対し，プラークの付着していない部位では1mmのプロービングデプスです．そこで患者さんには見えるプラークの付着しているところのほうが，プラークの付着していないところに比べてポケットが深いということを，患者さんに示し付着しているプラークが除去できれば，ついていないところのようになる可能性があると説得力のある説明ができます．

歯周組織破壊に働く見えないプラーク

長年の歯周病研究のなかで，歯周組織破壊に直接働く代表的な細菌種が歯周ポケット内の「見えないプラーク」の中にいることが明らかとなってきました．すると，患者さんから**「歯周ポケット内の見えないプラークは歯ブラシで除去できないのにどうしてブラッシングしないといけないのでしょうか？」**という疑問を受けたことはないでしょうか？この疑問・質問の裏には患者さんの歯科医師や歯科衛生士によるイリゲーションやケミカルなプラークコントロールしか見えないプラークにはアプローチできないのではないかという気持ちが表れていると思います．そこで，実は**「見えるプラーク」をコントロールすることは，「見えないプラーク」にも影響することの根拠**を説明することが重要と思われます．

見えるプラークと見えないプラークの関係

「見えないプラーク」の蓄積やその種類は，「見えるプラーク」の存在に依存しているということです．図2-10に示すように歯面にグラム陽性球菌（S. mutansなど）が付着し，次に付着性の桿菌（F. nucleatum）そして，浮遊性のグラム陰性桿菌（P. gingivalis, P. intermedia）が手をつなぐようにして見えないプラークを構成しています[1]．

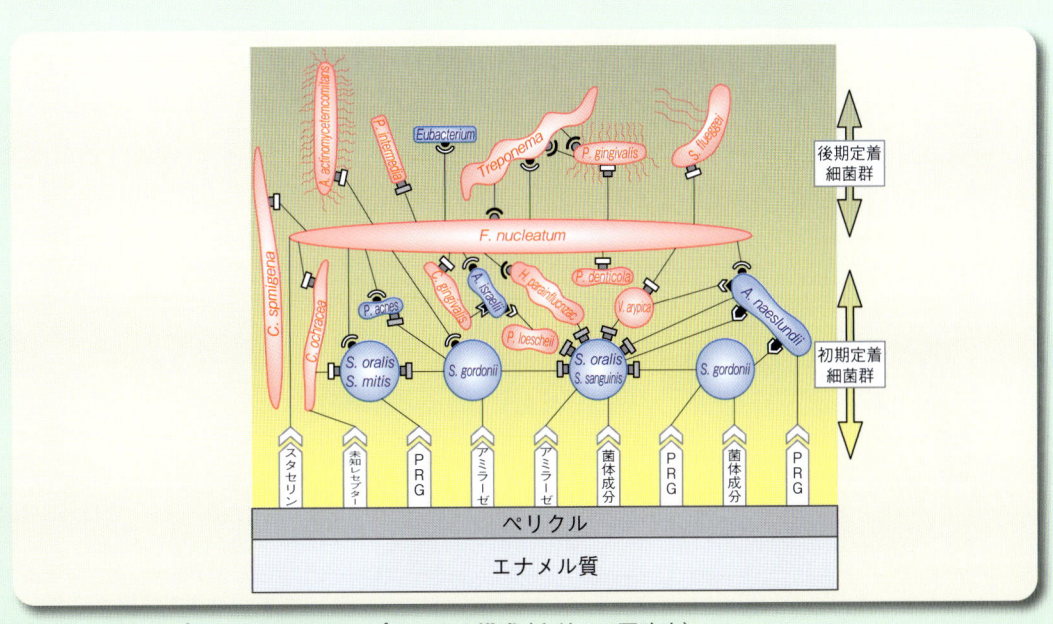

図2-10　見えるプラークと見えないプラークの構成（文献1の図改変）

"見えるプラーク"のコントロールが"見えないプラーク"に与える影響

　歯肉辺縁のグラム陽性球菌が除去することは間接的に見えないプラークの構成を変化させると考えられます．また見えないプラークの代表的なものは糖ではなくタンパクを分解し，その成分を栄養に増殖することが知られています[2]．見えるプラークを除去して出血しにくい歯肉になると，そのことが見えないプラークの増殖抑制につながると推測でき，見えるプラークをコントロールする意義を患者さんに伝えることができます．

ブラッシング習慣の確立に向けて

　見えるプラークをコントロールする意義を理解できた患者さんには，次のステップとしてプラークコントロールにより歯周組織に改善が起きたことを実感させなければなりません．**口腔内から最もブラッシングの効果が現れそうな部位を選んでその部位だけに，ブラッシング指導を行い，患者さんには次回どんな反応をしたか聞く**ということが肝要と思われます．その結果，患者さん自身がブラッシングの効果を実感することにより，その必要性が理解でき，生涯にわたって継続できる原動力になると考えられます．

口腔内の変化に合わせた方法と道具の選択

　ブラッシングについてのアドヒアランスが確立できた患者さんには，各種抗菌薬によるケミカルなプラークコントロールも有効な手段と思われます．このステージが最も歯肉形態に変化が生じるときです．積極的にプラークリテンションファクターの除去（マージンの不適合や歯肉縁上歯石など）を行い，少しでも患者さんに機械的プラークコントロールが行いやすい環境を整え（**図2-11**），乳頭歯肉の形態に合わせて補助道具（**図2-12**）の使い方を指導すると（**図2-13**），患者さんに無理なくあらゆるブラッシングテクニックの修得と習慣の確立につながると思います．最後に，PCR 20％を目指すことがプラークコントロールではなく，**プラークコントロールが患者さんの歯周病予防・治療に効果的かどうかを定期的な歯周組織検査を通して患者さんに伝えること**が，患者さんとの良好なアドヒアランスを確立するのに重要だと考えられます．

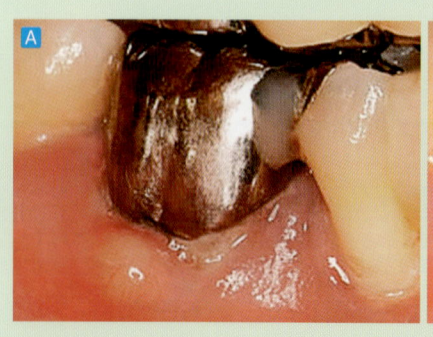

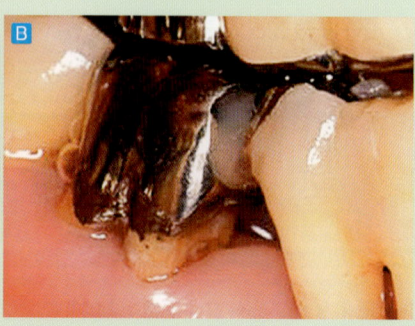

図2-11　プラークリテンションファクターの除去
A 45歳の女性．下顎右側第一大臼歯辺縁歯肉腫脹．B 全部鋳造冠マージン不適合が認められたため，削合と修正．

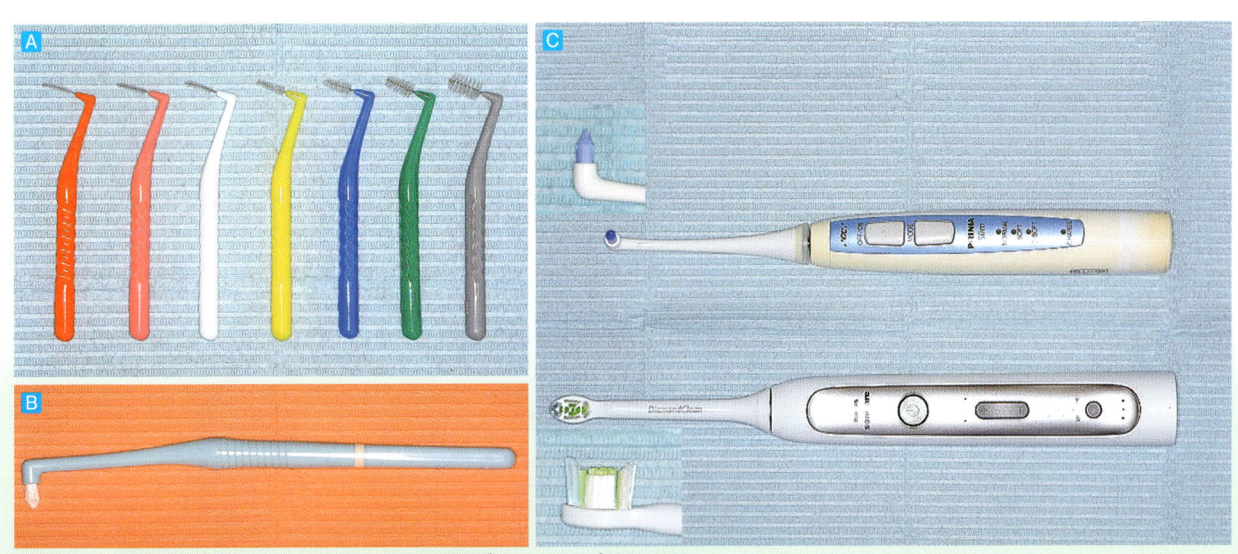

図2-12 効果的プラークコントロール　各種ブラッシング補助道具
A サイズの異なる歯間ブラシ：歯間部の大きさにあわせてサイズを検討する．
B ワンタフトブラシ：歯間ブラシが挿入できない，狭い歯間部だけでなく，乳頭歯肉に炎症が強い時，効果的な補助道具．
C 音波ブラシと音波ワンタフトブラシ

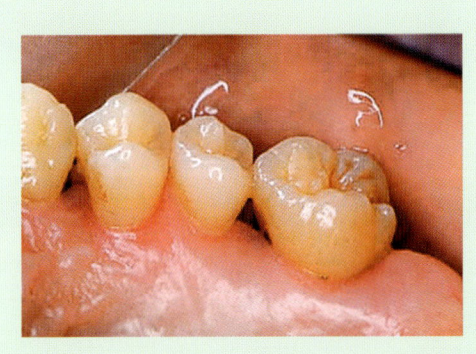

図2-13　クレーター型の歯肉と歯肉縁下歯石
35歳の女性．上顎左側第一大臼歯近心面は歯ブラシによるプラークコントロールにより，接触点直下の歯肉が退縮し，歯肉縁下歯石が歯肉縁上に露出．頰舌側の歯肉が高位にあるため，クレーター型歯肉となり，歯間ブラシのみではプラークコントロールは困難となる．

3 見えないプラーク

ポケット内細菌を減らすには

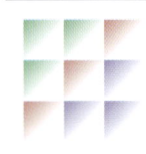

見えるプラークと見えないプラーク

　プラークには歯肉辺縁部に付着した見えるプラーク（歯肉縁上プラーク）と歯周ポケット内に隠れている見えないプラーク（歯肉縁下プラーク）とがあります（図2-14）．**見えないプラークの多くは歯周病原細菌**で3つの特徴を持ちます．①嫌気性菌で深い歯周ポケット内に好んで棲み着く，②細胞壁にリポポリサッカライド（LPS）という菌体内毒素を持ち歯周組織に炎症を引き起こす，③歯肉溝からのタンパク質を栄養源とする，という特徴を持ちます．

プラークはバイオフィルム

　歯周病原細菌が集まった見えないプラークはバイオフィルムともいい，ポケット内に固着し除去することが困難となります．そして歯周組織に炎症と破壊を引き起こし歯周病を進行させますのでバイオフィルムとなった見えないプラークを取り除くことが歯周病の予防と治療に重要となります．見えないプラークを減らす方法には，①**歯周ポケットの減少**と，②**歯周ポケット内バイオフィルムの除去**があります．

ホームケアで見えるプラークを減らす

　歯周ポケットは歯ブラシなどのホームケアにより見えるプラークの除去（歯肉縁上プラークコントロール）を励行することで歯肉の炎症が軽減し，ポケットが少しずつ減少すること

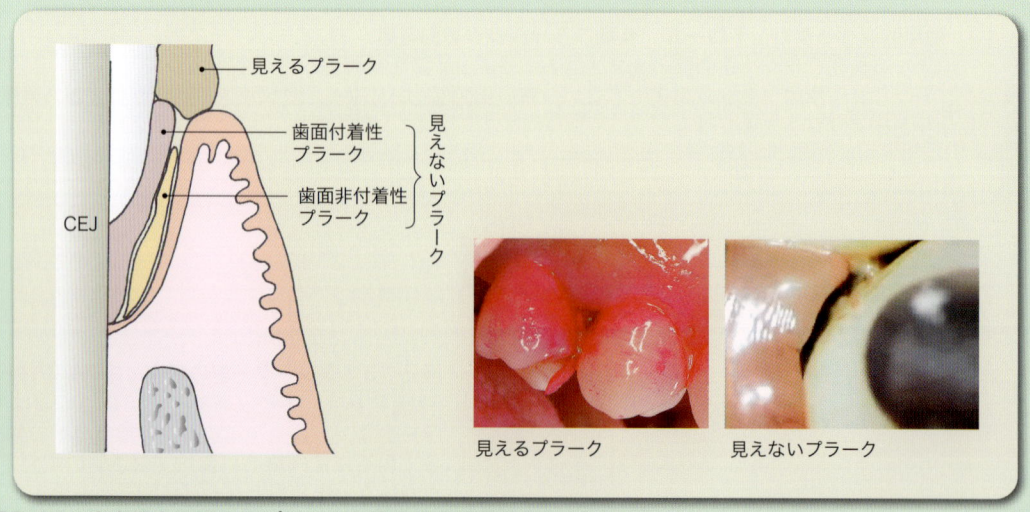

図2-14　歯肉縁上の見えるプラークと歯肉縁下の見えないプラーク

が示されています[1]．歯周ポケットが減少することで間接的に歯周ポケット内の見えないプラークを減少させることができます．ホームケアは患者さんが行う重要な歯周治療の1つで，歯周治療の成否を左右します．

プロフェッショナルケアで見えないプラークを減らす

　見えないプラークを除去するには，専門家による歯周ポケットへの直接的アプローチがバイオフィルムをコントロールするうえで最も効果的な方法です．これには大きく分けて2つの方法があります．1つは**機械的方法**であり，もう1つは**化学的方法**です．ここで重要なことは，見えないプラーク形成は見えるプラークの形成に引き続き起こることから，ホームケアによって**見えるプラークのコントロールが十分にできなくては，見えないプラークのコントロールはできない**ということを十分に理解しておくことです．

SRPで細菌のコントロール

　歯周ポケットに内に形成されたバイオフィルムは"グリコカリクス"と呼ばれる多糖体から形成されポケット内固着し，内部に生息する細菌を保護しています．そのため機械的にバイオフィルムを破壊することが必要となります．一般的に**超音波スケーラー**やキュレット型**スケーラー等によるSRPにより，歯周ポケット内のバイオフィルムの除去**を行います．SRPは歯周ポケット内細菌の総量を減少させるのに極めて効果的な方法です．これまでSRPは感染セメント質の除去と歯根面の滑択化が求められていましたが，現在では歯周ポケット内のプラークの除去が主体となっています（図2-15）．

薬剤で細菌のコントロール

　殺菌薬や消毒薬をシリンジに入れて歯周ポケット内の洗浄を行うことで歯周ポケット内細菌のコントロールを行う化学的な方法があります．主に殺菌薬や消毒薬が用いられます

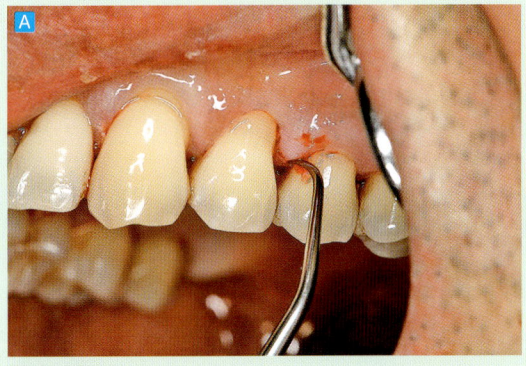

図2-15
A 歯肉縁下のプラークを除去するには機械的な方法であるSRPが効果的である．
B 歯肉縁下のプラークを除去することをイメージしよう．

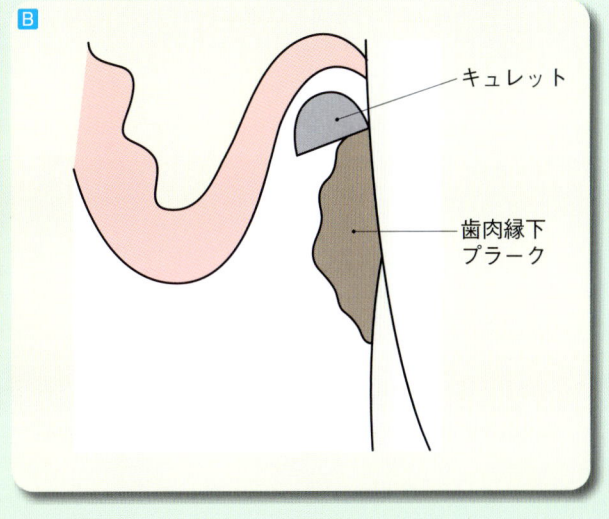

が，これらの薬剤には細菌特異性がないことから細菌の量的な減少を目的とし，**機械的な方法では対応できない部分に対して有効**と考えられます．また，歯周病原細菌に抗菌活性を有する抗菌薬を局所投与あるいは経口投与することで歯周ポケット内細菌の質的つまり選択的コントロールが可能となります（図2-16）．

機械的プラークコントロールと化学的プラークコントロールの併用

歯周ポケット内は直視できないことから，機械的プラークコントロールだけでは不十分になる可能性があります．一方で化学的プラークコントロールはバイオフィルムにより細菌が保護されていることからその効果が限られていることが考えられます．そのためポケット内細菌を確実に減らすには，**機械的プラークコントロールと化学的プラークコントロールを併用することが効果的**です．ただし，内服抗菌薬を応用する場合には，SRPを行い歯周組織の反応状態を評価した上で必要な場合のみ行うことが求められます（図2-17）．

5mm以上のポケットはSRPが難しい

機械的プラークコントロールの主体であるSRPの成否は施術部位の環境に大きく左右されます．SRPは術野を直視できないことから不確実な方法であるといわれます．しかし，正しい技術と適切な器具を用いれば5mm以下の歯周ポケットであれば十分に付着物を除去

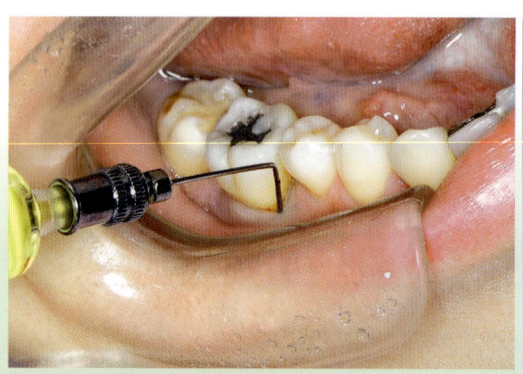

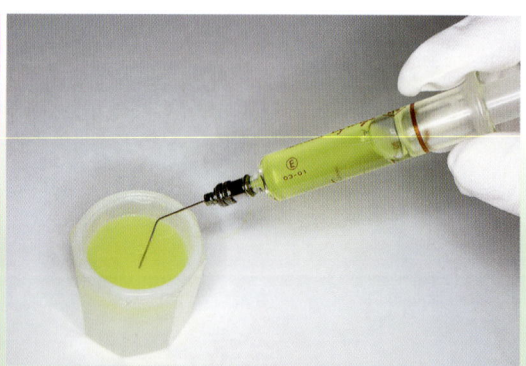

図2-16 薬剤による細菌のコントロール
ミニウムシリンジに0.1％アクリノール液を入れ，歯周ポケット内を洗浄し薬液を作用させる．

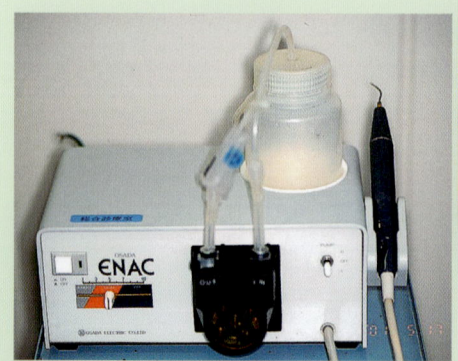

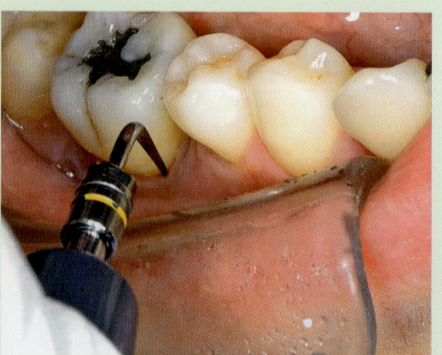

図2-17 超音波による細菌のコントロール
超音波スケーラーチップを歯周ポケット内に挿入し，機械的に歯肉縁下プラークを破壊，除去する．薬液を用いることで化学的にもプラークコントロールが行える．

できることが示されています[2]．ただ，歯根の表面，裂溝や陥凹部，根分岐部あるいは5mm以上の深い歯周ポケットなどでは十分なSRPを行うことが困難となります（図2-18）．

キュレットが届かないところはどうするの

キュレットが届かないような複雑な部位への対応として注目を浴びている方法にEr-YAGレーザーの応用があります．**Er-YAGレーザーは表面吸収型で歯根や歯周組織への熱影響が少ないレーザー**です．レーザーのチップには種々の形態がありキュレットでは届かな

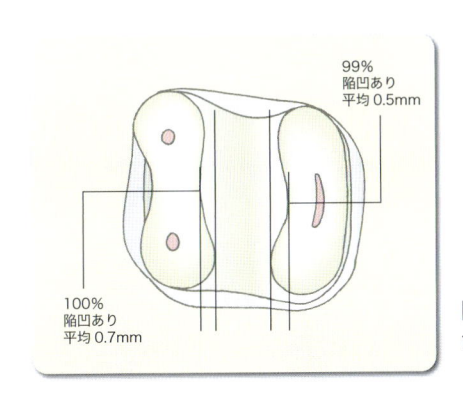

図2-18 歯根の形態とプラークの沈着
歯根の陥凹部はプラークが沈着しやすく，除去しにくい部位である．

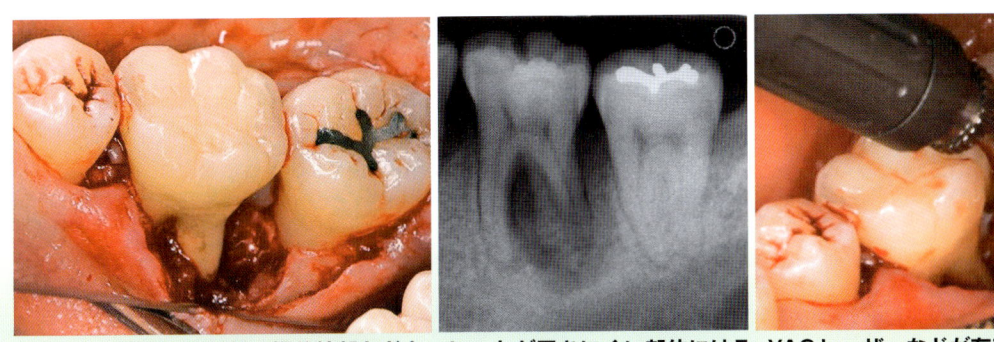

図2-19 根面の陥凹部，根分岐部などキュレットが届きにくい部位にはEr-YAGレーザーなどが有効

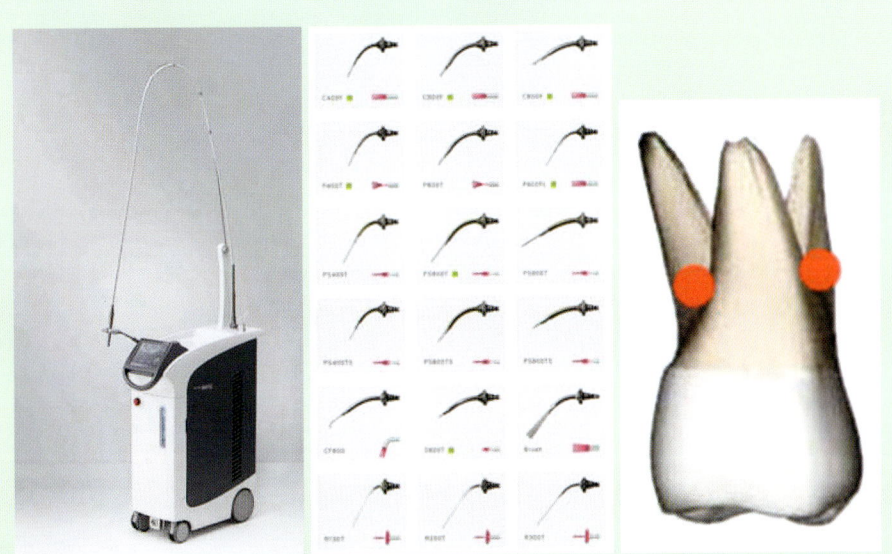

図2-20 Er-YAGレーザーと各種レーザーチップ
使用部位に合ったチップを選択することで複雑な形態をした部位に適応できる

い部位への対応が可能となります．また，化学的な方法である殺菌薬あるいは消毒薬による
ポケット内洗浄によっても機械的方法では対応できないような部位に対して奏功することが
できます（図2-19, 20）．

歯周薬物療法による対応

　特に炎症が存在する深い歯周ポケットでは局所薬物送達療法や経口投与による抗菌薬の
応用が効果的です．特に局所薬物送達療法は，全身投与に比べて少ない投与量で効果を発揮
します．高濃度の薬効成分を局所に応用できる，徐放性の基剤を用いることで長期間作用で
きる，耐性菌の出現を抑えられる，副作用が少ない，消化器系への影響が少ないなどの利点
を持っています．

　しかし，薬剤だけに頼るのではなく，必ずSRPなどと同時に行うことが重要です．さら
にそれでも改善が認められない場合には，歯周外科により歯肉を根面から剥離し歯根面を直
視してSRPを行うことで，確実なSRPが行えます（図2-21～23）．

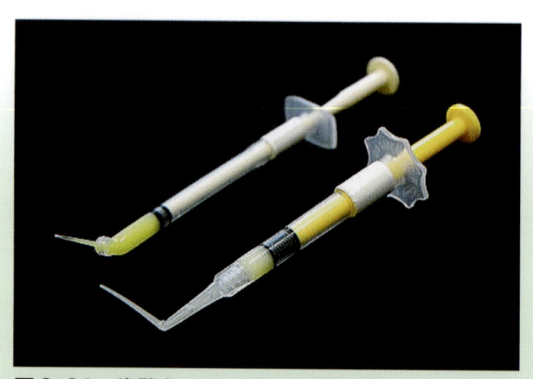

図2-21　塩酸ミノサイクリンペースト

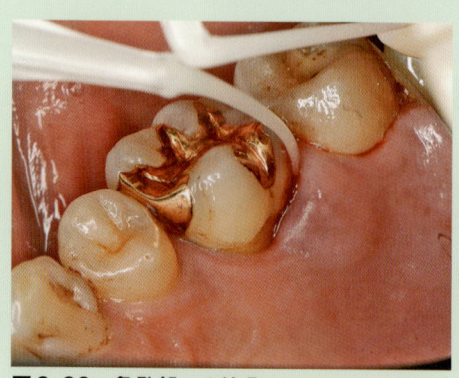

図2-22　急発部への注入

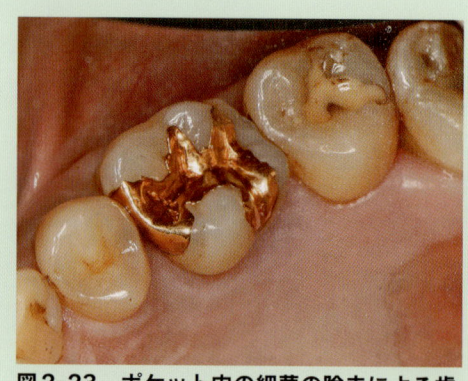

図2-23　ポケット内の細菌の除去による歯周組織の改善

侵襲性歯周炎 (*A.a.*関連)	慢性歯周炎 (*P.g.*関連)
シプロフロキサシン レボフロキサシン オフルキサシン 　以上　ピリドンカルボン酸系 ドキシサイクリン ミノサイクリン テトラサイクリン 　以上　テトラサイクリン系	ドキシサイクリン ミノサイクリン テトラサイクリン 　以上　テトラサイクリン系 メトロニダゾール 　抗原虫剤 クリンダマイシン 　リンコマイシン系

図2-24　歯周炎に対して用いられる経口抗菌薬

TOPIC──抗菌飲み薬

歯周病は細菌感染症ですから適切に抗菌薬を使用することは有効ですが，その適応や使用方法に十分注意する必要があります．薬の繰り返しの投与は耐性菌の出現や副作用を引き起こしますので注意して下さい．

〈特殊な歯周疾患への応用〉

侵襲性歯周炎や壊死性潰瘍性歯周炎は特定の細菌の感染により引き起こされています．このような疾患では抗菌飲み薬が有効となります．壊死性潰瘍性歯周炎では歯肉表面に潰瘍が生じていることから，殺菌消毒薬などによる含嗽と内服抗菌薬の投与がまず行われます．侵襲性歯周炎では通常の歯周基本治療を行い，歯周組織の反応をみたうえで内服抗菌薬を投与しますが，投与する場合にはSRPと同時に行うことが必要です．

〈慢性歯周炎への応用〉

慢性歯周炎での適応は中等度以上の歯周炎であり，通常のSRPで歯周組織の改善が認められない場合に限って内服抗菌薬をSRP直前あるいは直後に服用させポケット内の歯周病原細菌を一気に減らし歯周病原細菌の少ないポケット内細菌叢を作り上げることを目的として用います．機械的なプラークコントロールと併用することで早期に歯周ポケットの改善と炎症の軽減が行われます．

〈予防与薬〉

SRPを行うことで口腔内の細菌が血液に乗って体内に細菌が侵入する菌血症が起こります．健康な人では通常30分もすると血液中から細菌は消えてしまいますが，心臓疾患等を有する，易感染性の患者さんでは大きな問題となります．このような患者さんに対しては治療に先立ち，抗菌薬の予防投与を行うことが必要となります．

4 誰でもできるフラップ手術

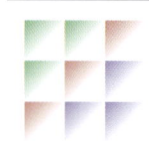

迷わないフラップ手術

しっかりした目的をもって行う

　歯周外科治療（フラップ手術）の目的はさまざまなものがあります．最も大切なのは，**はっきりとした目的をもって行う**ということです．そのためには正確な検査・診断に基づき，学会の治療指針や文献から得た知識も併せて検討し，治療により何が期待できるのか，つまり「**予後**」の判定を行います．これにより，適切な治療計画の立案が可能となり，歯周外科治療を行ったのに，深い歯周ポケットの残存や，早期に抜歯となるような結果を避けることができます．

フラップ手術の実際

　本項では，明視野におけるスケーリング・ルートプレーニング（SRP）を主目的としたフラップ手術について説明します．まず，**きれいな粘膜骨膜弁（全層弁）を形成する**ことが重要です．骨欠損形態を把握し，骨膜にしっかりと切開を入れる必要があります．そのためには，歯周組織検査やエックス線写真をよく確認し骨欠損形態を想像します．

① 歯周外科治療の前に

　歯周基本治療の浸潤麻酔下におけるSRP時にも，骨欠損状態の詳細な情報が得られます．歯周基本治療後の再評価の結果も考慮して，カルテに簡単なシェーマを記録しておくと，手術当日に骨欠損形態の把握が容易になります．また，歯周基本治療は患者の口腔関連QOLの向上が期待できるため，歯周外科治療に進むためのラポールの形成にも大きな役割を果たします．

プロービング　　　　ボーンサウンディング

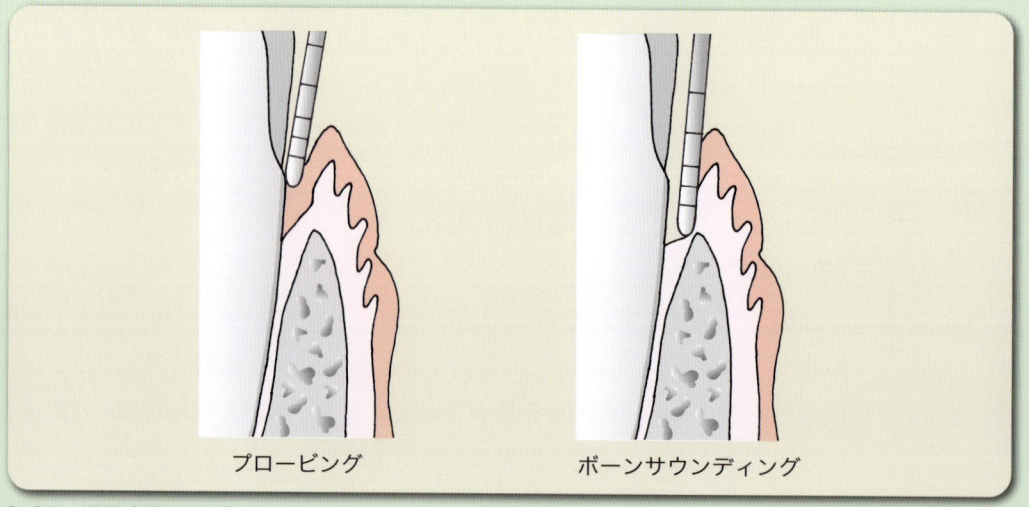

図2-25　浸潤麻酔後のボーンサウンディングによる骨欠損形態の把握

② 切開・剥離

浸潤麻酔後に歯周プローブを使用したボーンサウンディング（図2-25，26 A）によって骨欠損形態を把握します．歯周炎患者の骨欠損は複雑であり，一度に骨膜を切断することは困難です．よって，切開はソーイングモーションで行います．乳頭部の骨膜を完全に切離し（図2-26 B），そこから骨膜起子（骨膜剥離子）を使用し，ていねいに粘膜骨膜弁を剥離していきます（図2-26 C，D）．力を加えないと剥離できない部分は，切開が骨膜まで到達していないので，**無理に骨膜起子を進めず切開を追加**します．切開は出血などを考慮し基本的には遠心側から，剥離は行いやすい部位，つまりポケットが浅く確実に骨膜が切れている部位から開始します．

③ スケーリング・ルートプレーニング

SRPに先立ち，**徹底的な肉芽組織の除去**を行います．出血をコントロールすることで，根面の視野が確保され，適切なSRP操作が可能となります（図2-26 E）．また，しっかりとシャープニングされたキュレットを使用することが重要です．

④ 縫 合

歯肉弁に過剰な張力をかけず，創面をしっかり覆えるように，症例によっては減張切開や弁の厚さの調節を行います．裂開を防ぎ一次治癒が期待できる縫合を目指します（図2-26 F）．縫合針は組織損傷の少ない逆三角形の糸付針を使用します．糸の種類は，プラークが付着しにくく，ほどけにくいナイロン性の撚糸を選択することが望ましいです．

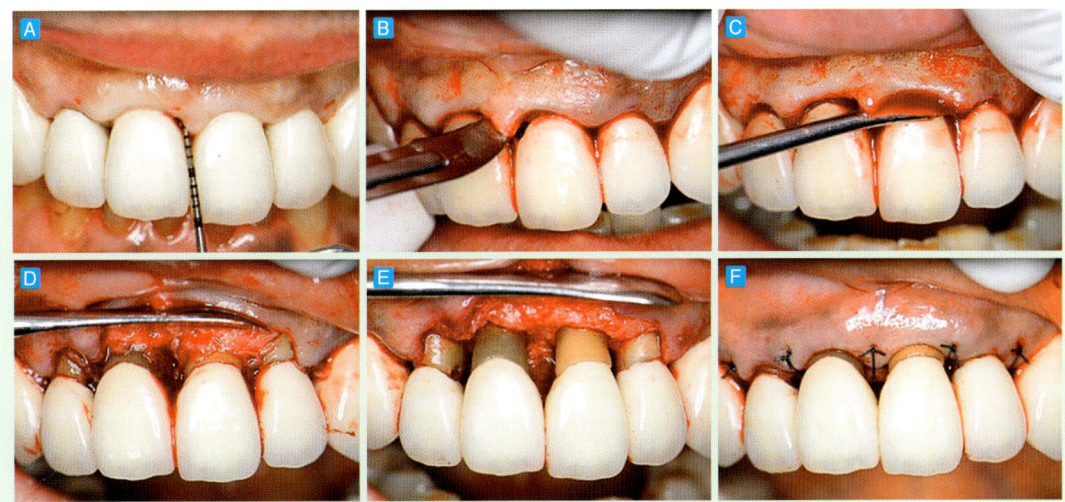

図2-26　上顎前歯部のフラップ手術
A 歯周組織の破壊程度の把握：浸潤麻酔後，プロービングに続いてボーンサウンディングを行う．
B 内斜切開：開始の位置は症例に応じて設定するが，審美性を考慮して歯肉縁付近から歯槽骨頂めがけて切開する．骨膜まで切開を入れる．
C D 粘膜骨膜弁の形成：乳頭部からていねいに剥離を開始する．
E 炎症性肉芽組織の除去およびSRP．
F 縫合：滅菌生理食塩液で洗浄し，縫合する．生理食塩水で湿らせたガーゼで圧迫後，必要に応じて歯周パックを使用する．

患者負担の軽減・治療の評価

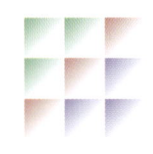

麻　酔

　フラップ手術では痛みがない麻酔，術中に切れない麻酔が必要とされます．特に歯周外科治療の場合，麻酔の範囲が広くなることが多く，水平麻酔（図2-27）が効果的です．少ない刺入点で広範囲に麻酔を奏功させることができます．

手術時間の短縮

　前述したとおり，術前の骨欠損形態を正確に把握することで，粘膜骨膜弁の形成が容易となります．また，適切な歯周基本治療により歯周組織の炎症を軽減しておくことは，歯周外科治療中の手技を行いやすくすることにもつながります．

術後管理

　術後のプラークコントロールは重要です．術後1週間程度は，セルフケアとして超軟毛の歯ブラシを使用し，歯のみのブラッシングにとどめ，洗口液による化学的なプラークコントロールを補助的に行うことが必要となります．プロフェッショナルケアによるプラークコントロールも重要です．

再評価

　通常の歯周組織検査に加え，歯肉辺縁の位置を測定し臨床的アタッチメントレベルを評価することで，歯周外科治療後の治癒を正しく把握することができます．また，術後早期にプロービングを行ってしまうと，せっかく得られた付着を壊してしまうことがあります．術後3カ月（再生療法を行った部位に関しては6カ月）を目安に再評価を行いましょう．

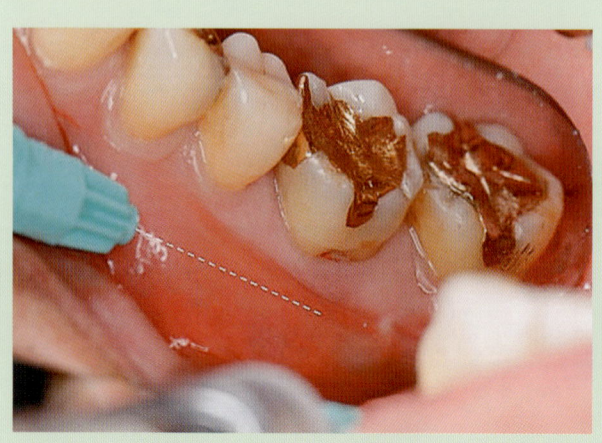

図2-27　水平麻酔
歯肉歯槽粘膜境からやや下の歯槽粘膜に刺入し，遠心方向に歯列と平行に針を進めていく．

自らの治療の評価

　歯周外科治療の上達には自分が行った術式を評価し，**フィードバックを行い，次に活かしていくこと**が一番の近道です．そのために，術式の選択根拠，切開線，縫合の種類，骨内欠損の大きさ等の記録，規格写真による画像データを残し評価を行いましょう．指導医や経験豊富な先輩とディスカッションすることも重要です．長期に経過を追い治療効果を評価することが大切です．

TOPIC──骨移植材と保護膜を併用した歯周組織再生療法

　破壊された歯周組織の理想的な治癒形態は再生です．歯周組織再生療法の目標は，喪失した歯周組織を以前と同様の組織で再構築，機能させることです．再生療法にはさまざまな方法があります．組織再生誘導法（GTR法）は代表的なものですが，骨欠損の状態によっては骨移植を併用して行う場合もあります．自家骨移植には供給側への侵襲が避けられず，採取量に限りがあるなどの問題があります．ここでは，異種骨であるウシ骨ミネラル（Bio-Oss®）とコラーゲンの保護膜（Bio-Gide®）を併用したGTR法を行った症例を示します（図2-28）．治療成果の評価には，規格（半規格）化されたエックス線（図2-29），およびアタッチメントレベルの変化が重要となります．

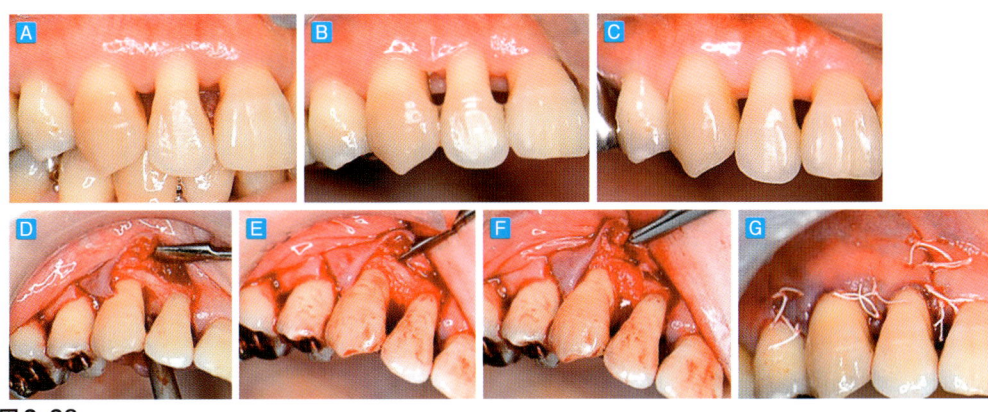

図2-28
A 術前．B 術後1カ月．C 術後1年6カ月．D 歯肉を可及的に保存する歯肉溝切開で粘膜骨膜弁を形成し，炎症性肉芽組織を除去，SRPを行う．E Bio-Oss®填入．F Bio-Gide®設置．G 縫合．（武内崇博先生提供）

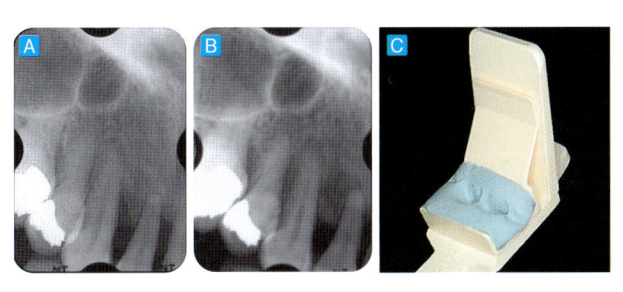

図2-29
A 術前．B 術後6カ月．C 半規格エックス線写真撮影用インジケータ：症例専用のものを使用することで，術前・術後の状態を適切に比較することが可能となる．

II 細菌・感染のコントロール

III

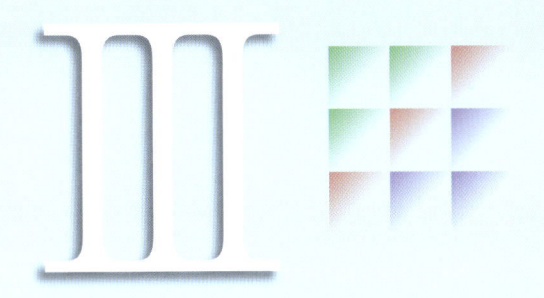

力のコントロールと咬み合わせの回復

1 咬み合わせの力を見極める　坂上竜資
2 回復法の選択　高橋慶壮

フレミタス（突き上げ）を見逃さない
昼と夜のブラキシズムの有無を見定める　→P60

咬合が安定しない場合，矯正・固定・ブリッジ・義歯・インプラントから選択し，早期対応も必要　→P64

インプラント植立前に，何故歯を失ったかを再認識する

歯周治療をして，ポケット内の細菌をできる限り少なくしてのインプラント　→P72

インプラントにより良く噛めることを過信しない

インプラントの手入れとおかしいと思ったらすぐに対応　→P74

1　咬み合わせの力を見極める

フレミタス（突き上げ）を見逃さない

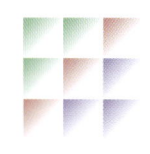

咬合性外傷を受けている歯の検査法

　咬合の検査では，歯の動揺度，早期接触の有無，偏心位でのガイドなどをみます（**図3-1**）．歯に加わる咬合性外傷の有無を調べるときに，最も簡便で確実なのは動揺度の検査ではなく，フレミタス（fremitus）の検査です．フレミタスとは，上下の歯を咬み合わせた瞬間に，上顎の歯に伝わる振動または歯の変位です．動揺度の検査は，歯槽骨吸収状態を間接的に知るためには簡便なよい方法ですが，咬合接触状態を正しく反映しない場合があります．

フレミタス検査は咬頭嵌合位と偏心位で

　フレミタスの検査方法は，上顎の歯の唇頬側に術者の親指か人差し指を置き軽く咬合してもらいます．この際注意すべきことは，一度に2本以上の歯にわたって指の腹を置くことです．これにより，1本1本の歯の揺れの違いを感知しやすくなります．最初に咬頭嵌合位でのフレミタスを検査します．次に咬頭嵌合位から作業側と平衡側に下顎をこすり合わせながら移動してもらい偏心位でのフレミタスを検査します．干渉のある臼歯では作業側と平衡側のそれぞれで上顎の歯が外側と内側に揺さぶられます（**図3-2**）．

炎症のコントロール	外傷力のコントロール
原因：細菌性プラーク	原因：外傷性咬合
結果：歯肉炎，歯周炎	結果：咬合性外傷
治療：細菌の除去 　　　細菌の付着しにくい環境への改善 　　　（歯周ポケットの除去を含む）	治療：外傷力のコントロール

図3-1　歯周治療において重要な2つのこと

咬合紙を用いた検査よりも確実

　フレミタスの検査は，歯が動揺しているときには，咬合紙を用いた咬合接触の検査よりも正確です．咬合紙を用いた検査では，上下顎のどちらかの歯が移動したり，咬合接触面積が広かったりすると，咬合紙への圧力が弱まるために印記が弱くなるという欠点があるからです．

オクルーザルインディケーターワックスを使おう

　フレミタスの検査で咬合性外傷が確認された時には，咬合調整が必要になる場合があります．前述したように動揺歯の場合には，歯が移動してしまうため咬合紙を用いた検査は不正確になります．こういう時に重宝するのが，Kerr社から発売されているオクルーザルインディケーターワックスです．これを使うと，強く当たっている部位と，弱く当たっている部位がワックスの透け具合から一目瞭然となり，咬合調整が確実にできます．咬合調整後には，フレミタスが無くなっているのを確かめましょう．

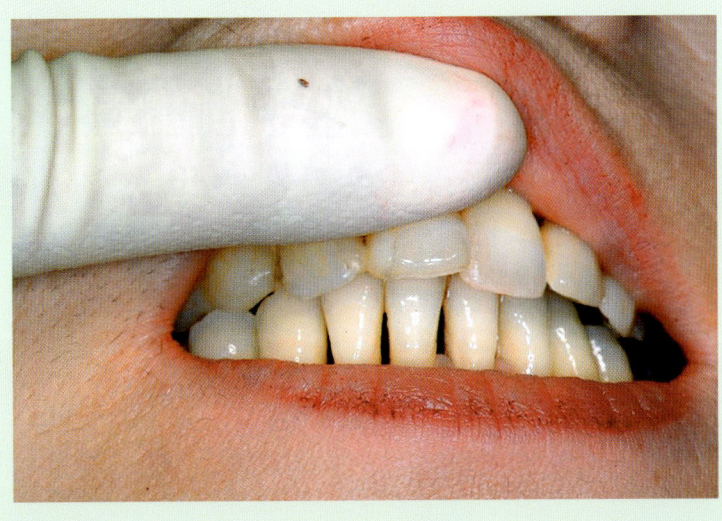

図3-2　フレミタスの検査

昼と夜のブラキシズム

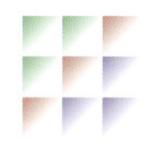

目覚めている時のブラキシズムと寝ている時のブラキシズム

　ブラキシズム（Bruxism）とは上下の歯をくいしばる（クレンチング），ギリギリと音を立てて歯ぎしりをする（グラインディング），カチカチと音を立てて噛み合わせる（タッピング）といった悪習癖です．残念ながら簡便で客観的な診断法はまだ確立していません．

　目覚めている時に行う昼のブラキシズムと，寝ている時に行う夜のブラキシズムについては，発生機序など異なる点も多く，別々のものと考えられています．もちろん診断方法も違います．昼のブラキシズムと夜のブラキシズムはどちらも，歯周組織破壊，歯痛，筋痛，顎関節痛などの原因になります（**図3-3**）．

ブラキサーとブラキソマニアの特徴

　ブラキシズムをする人をブラキサー，とくにひどくブラキシズムをしている人をブラキソマニアとよびます．ブラキサーは，咬筋が発達し，エラが張っています．また口腔内の特徴としては，歯の咬耗，歯の破折，頬や舌の圧痕や角化，骨隆起，アブフラクション（外傷に由来する歯頸部のくさび状欠損）などがあげられます．

次の①から③を満たすこと．

① 患者が睡眠中の歯ぎしり音やくいしばりを報告するかまたは気づいている．
② 歯の異常な摩耗，起床時の顎筋の圧痛やこわばり，クレンチング時の咬筋の肥大のうち1つ以上がある．
③ 他の睡眠障害，医学的，神経学的な疾患，薬物による影響が排除できる．

図3-3　夜間のブラキシズムの診断基準
（米国睡眠学会 AASM. International classification of sleep disorders. 2nd ed. Westchester：American Academy of Sleep Medicine；2005.）

昼のブラキシズムの治療は本人の自己観察から

リラックス時の健常な状態では，唇は閉じて鼻でゆっくりと呼吸をし，上下の歯の間には隙間があるのが理想です．もしもリラックス時にも上下の歯をかみしめている，または上下の歯が接触していれば，健常な状態とはいえません．

多くの患者さんは自分がくいしばっていても気が付いていないことがほとんどです．昼間のくいしばりが疑われる場合には，まずは患者本人に自己観察をしてもらいましょう．まばたきや呼吸を無意識にしているように，ブラキシズムをしているかもしれません．多くの患者は，本人が気付くことで意識的に昼のブラキシズムを減らすことが可能になります．

夜のブラキシズム治療法の中心はナイトガード

夜のブラキシズムに対する治療法の中心はナイトガードです（図3-4）．しかしナイトガードを装着して就寝してもブラキシズムそのものは減らないことがわかっています．これまではナイトガードの装着によって力の分散をはかる対症療法がメインでした．

最新の知見では，昼間のブラキシズムをコントロールすることで，夜間のブラキシズムが減弱することが報告されています．また，就寝前に強い自己暗示を行うことによって，夜間のブラキシズムを減らすことができることも示されています．

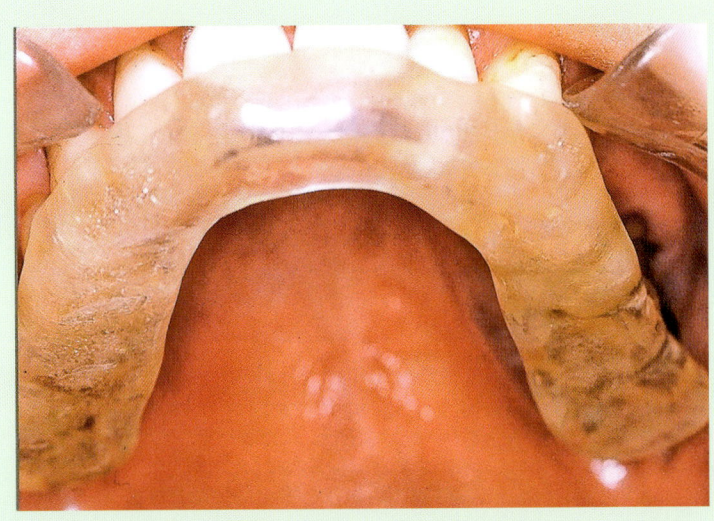

図3-4 上顎に装着したナイトガード

2 回復法の選択

回復法の選択

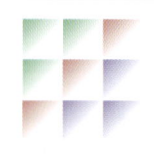

歯周補綴

　歯周治療における咬合機能回復治療に際しては，症例ごとに歯周組織破壊の程度を勘案し，残存歯の歯周炎が二次性咬合性外傷によって悪化することを防止するため，残存歯を連結固定する治療法が普及しました．Morton Amsterdam[1]が「Periodontal prosthesis（歯周補綴）」をタイトルとする論文を発表した1974年頃は，非可撤性義歯（ブリッジ）か可撤性義歯（義歯）が歯周補綴治療に選択されていました．

包括的歯周治療

　Nevins[2]が口腔インプラント治療を併用した歯周補綴治療を発表した1990年代頃から，包括的歯周治療における欠損補綴に口腔インプラント治療が選択される割合が高くなりました．ブリッジ，義歯および口腔インプラント治療が併用される症例もあります（図3-5）．補綴装置の設計を行う場合，宮地の咬合三角とEichnerの分類がしばしば指標として使用されます[3-5]（図3-6）．

---

1. 歯列矯正
2. 非可撤性義歯（固定性ブリッジ）
3. 可撤性義歯
4. 可撤性テレスコープ義歯
5. 口腔インプラント治療
6. 上記のコンビネーション治療
 （インプラント・オーバーデンチャーを含む）

図3-5　咬合機能の回復法

リスク因子	予後のリスク 低い ↔ 高い	
プラークコントロール	良い	悪い
コンプライアンス	良い	悪い
全身疾患（糖尿病）	（−）	（＋）
喫煙	（−）	（＋）
歯肉の厚み（Maynardの分類）	厚い	薄い
パラファンクション	（−）	（＋）
アンテリアガイド	良い	悪い
残存する支持組織量（歯槽骨量）	多い	少ない
咬合支持域（Eichnerの分類）	A　　B	C
残存歯数（宮地の咬合三角）	A2〜B1	B4〜C
治療費	自費診療	保険診療

図3-6　歯周補綴治療の予後に関わるリスク因子

歯列矯正の選択
(望ましい歯列の獲得)

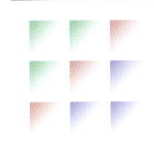

mutually protected occlusion

　理想的な咬合様式は，前歯と臼歯とがお互いに守り合うmutually protected occlusionと考えられています．歯周炎のハイリスク患者では歯列不正や歯の病的移動をしばしば認めます．長期的な咬合の安定やブラキシズムの軽減は歯周組織破壊を抑制するために有効な手段であるため，歯列矯正によって理想的な歯列を回復することが可能です（図3-7）．

歯列不正の問題

　歯列不正（開咬，切端咬合，反対咬合，交叉咬合，叢生，転位）や先天欠損（上顎側切歯や下顎前歯）があると，下顎運動の自由度を下げ，クレンチングや臼歯部への咬合干渉により，部位特異的に歯周炎が進行する確率が高くなると考えられます．歯列不正は小児期に乳歯から永久歯へと移行する頃から徐々に悪化し，顎顔面の発達が終了するまで続きます．なるべく初期の段階で咬合誘導や歯列矯正を行うのが望ましいのですが，現状では，歯列不正が固定化され，歯周炎がかなり進行した段階で診断されることが多いでしょう．

　歯周病患者の多くに歯列不正が認められます．歯周炎に罹患する以前に歯列不正があると，歯周炎による患歯の病的移動[6]が加わって歯列不正が悪化すると推論しています．歯周治療の際には，歯列矯正を行なって，下顎運動を正常に近づけることが望まれます．すなわち，前歯によるガイドと臼歯によるバーティカルストップの確保を行ない口腔機能回復を行なうことが理想です．

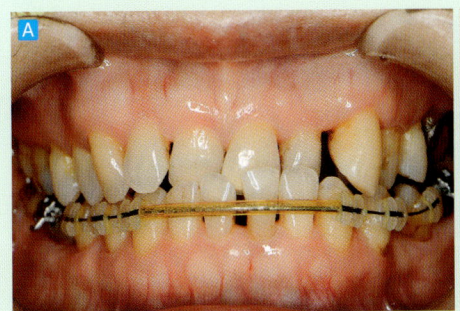

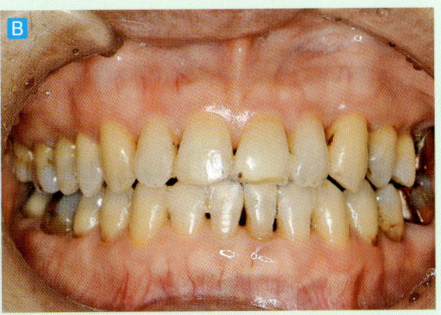

図3-7　58歳の女性．歯列不正により，臼歯部の歯周炎が進行したため，歯周治療の一環として全顎的な矯正治療を行いアンテリアガイダンスを回復した．
A 初診時の口腔内所見，B SPT時の口腔内写真

ブリッジ，義歯の選択

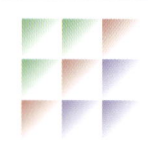

口腔機能回復のための補綴装置

　口腔インプラント治療が普及するまでは，歯周補綴による咬合機能の回復治療は連結固定（図3-8），ブリッジか義歯でした．日本では，現在でも患者さんが保険診療を選択した場合，ブリッジか義歯が選択されます（図3-5）．ブリッジと義歯では，咬合負担を残存歯と粘膜に依存します．ブリッジは残存歯に，一方，可撤式義歯および可撤式テレスコープ義歯は残存歯と粘膜に咬合負担をさせることによって咬合機能を回復します．

ブリッジ

　設計後に支台歯形成し，固定性の補綴装置を装着します．歯周補綴では，クロスアーチブリッジやカンチレバーブリッジを選択し，歯周炎に罹患した多数歯を連結することで咬合性外傷を受けるリスクを軽減できます．一方，正常な歯質を多量に切削する必要があります．

可撤式義歯

　可撤式義歯は可撤性の補綴装置です．歯質を多量に切削する必要はありませんが，義歯の着脱により鉤歯に外傷が加わることで歯の動揺を増悪させるリスクがあります．自費の金

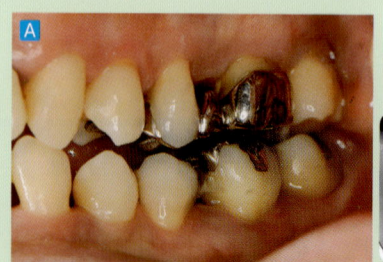

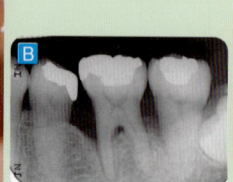

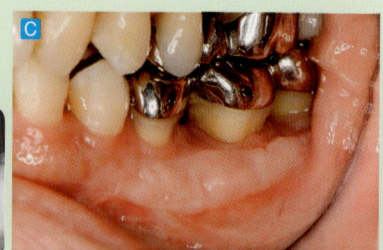

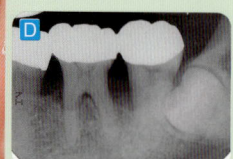

図3-8 38歳の女性．歯周炎に罹患した|5―7 に対して自家骨移植および遊離歯肉移植術を行い，|5―7 を連結固定した．Ⓐ初診時の口腔内所見，Ⓑ初診時のデンタルエックス線写真，ⒸSPT時の口腔内所見，ⒹSPT時のデンタルエックス線写真

属床義歯では，床やクラスプの設計の自由度が高いため，残存歯の固定や口蓋隆起を避けた形態に作製することが可能です（**図3-9**）．一方，可撤式テレスコープ義歯は支台歯同士をリジットサポートできるため，歯周病に罹患した歯を外傷性咬合から保護できますが，ブリッジと同様に支台歯を切削します．

可撤式義歯の利点と欠点

鉤歯への咬合負担およびプラークコントロールの難易度が高く，歯周炎の再発を起こしやすいため，定期的なSPTが必要です．咬合力の強い患者さんでは，咬合機能の回復にはあまり貢献できません．支台歯や鉤歯の歯周組織破壊がみられる場合，長期予後は悪いことが少なくありません．保険診療か自費診療かによっても強度や維持力に差が出ます．

ただし，インプラント治療に必要な外科的手術を受ける必要がないため，全身性疾患を有する患者さんや高齢者には推奨されるでしょう．

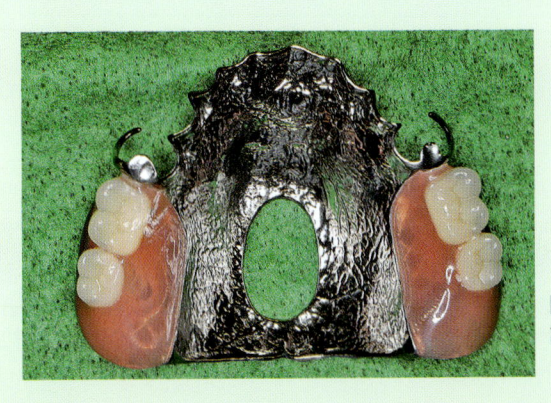

図3-9　金属床義歯
設計の自由度が高まる．口蓋隆起を避け，パラタルエプロンにして義歯の維持力を高める設計にした．

インプラントの選択

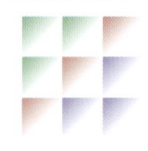

歯周病患者に対するインプラント治療

すでに装着されている補綴装置の支台歯の歯周炎が重度に進行している場合では，支台歯を抜歯後に骨増大術とインプラント治療を選択する症例が増えています（図3-10）.

歯周病患者にインプラント治療が適応される頻度が多くなっています．生存率は97％以上と非常に高いのですが，成功率は臨床基準によって変わります．また，歯周病が原因で歯を喪失した患者さんでは予後が悪い傾向があります．インプラント周囲粘膜炎やインプラント周囲炎に罹患した症例も報告されています．歯周炎が原因で歯を喪失した患者さんでは，歯槽骨と歯肉の破壊がみられるため，インプラント埋入手術に加えて，骨増大術やインプラント体周囲の軟組織のマネージメント（軟組織の移植）が必要になる場合が少なくありません.

インプラント周囲炎のリスク因子

歯周炎とインプラント周囲炎のリスク因子は似通っており，不良なプラークコントロール，喫煙，糖尿病などが報告されています．歯周組織の破壊に関与する因子がインプラント周囲組織の予後に影響しても何ら不思議ではありません．

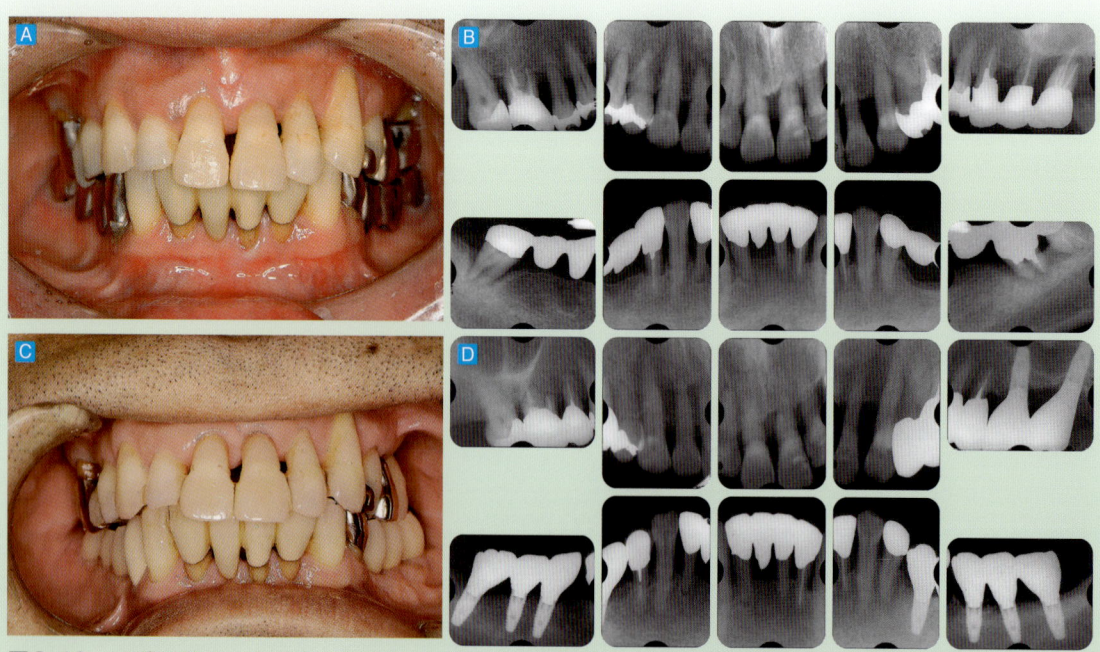

図3-10　56歳の男性．全顎的な歯周炎が進行し，臼歯部ブリッジの支台歯がホープレスと診断された．患歯を抜歯後にGBR法で骨増大を行いインプラント治療を適応した．A 初診時の口腔内所見，B 初診時のデンタルエックス線写真，C SPT時の口腔内所見，D SPT時のデンタルエックス線写真

高齢者へのインプラント治療

　無歯顎あるいは多数歯欠損した高齢者にはインプラント・オーバーデンチャーが適応される割合が増えています．インプラント治療の普及に伴い，治療の選択肢が広がりましたが，患者さんの年齢，全身状態，治療期間および治療費用など，考慮する因子も増えました．要介護者の口腔内に残存するインプラント体周囲の感染や咬傷，さらに脱離したインプラント体の誤飲事故が報告されていますが，インプラント治療による口腔機能回復が高齢者のQOLを高めるだけでなく，健康寿命を延長して平均寿命とのギャップを短縮できることが期待されます．

IV インプラントへの対応

1 治療前の心がまえ　山本松男
2 インプラント病変への適切な対応　古市保志

フレミタス（突き上げ）を見逃さない
昼と夜のブラキシズムの有無を見定める　→P60

咬合が安定しない場合，矯正・固定・ブリッジ・義歯・インプラントから選択し，早期対応も必要→P64

インプラント植立前に，何故歯を失ったかを再認識する
歯周治療をして，ポケット内の細菌をできる限り少なくしてのインプラント
→P72

インプラントにより良く噛めることを過信しない
インプラントの手入れとおかしいと思ったらすぐに対応
→P74

1 治療前の心がまえ

歯を失ったことの意味合い

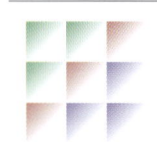

高い罹患率

わが国では成人の7割が歯周病であるといわれています．歯周病は不十分な歯磨き習慣などによるもので，生活習慣病の一つにあげられています．平成12年に始まった国民健康づくり運動「健康日本21」にも歯周病対策が組み込まれました．就学前から歯磨きのことを習い，小学生まででほう蝕の罹患率は大変減少していますが，思春期以降歯肉炎，青年期以降の歯周炎はあまり減少していません．学校や職場での歯科検診の実施率は必ずしも高くなく，**歯周病にかかりやすい口腔内の環境が十分に改善されていない**ことがうかがえます．

8020達成率は向上，しかし全部が健全な歯ではない

日本発の8020運動が功を奏して，中年期以降の残存歯数は増加しています（**図4-1**）．一方で，厚生労働省の歯科疾患実態調査によりますと，中高年以降でのう蝕や歯周病といった治療を要する歯の数も増加していて（**図4-2, 3**），安心していられません．

本人による口腔衛生の習慣づけ

う蝕や歯周病によって歯を失った既往があるのですから，口腔清掃に関する方法，習慣づけが改善されていなければ，せっかく埋入したインプラントを予後良好に維持することは容易ではありません．患者さん本人のよい習慣が基本です．

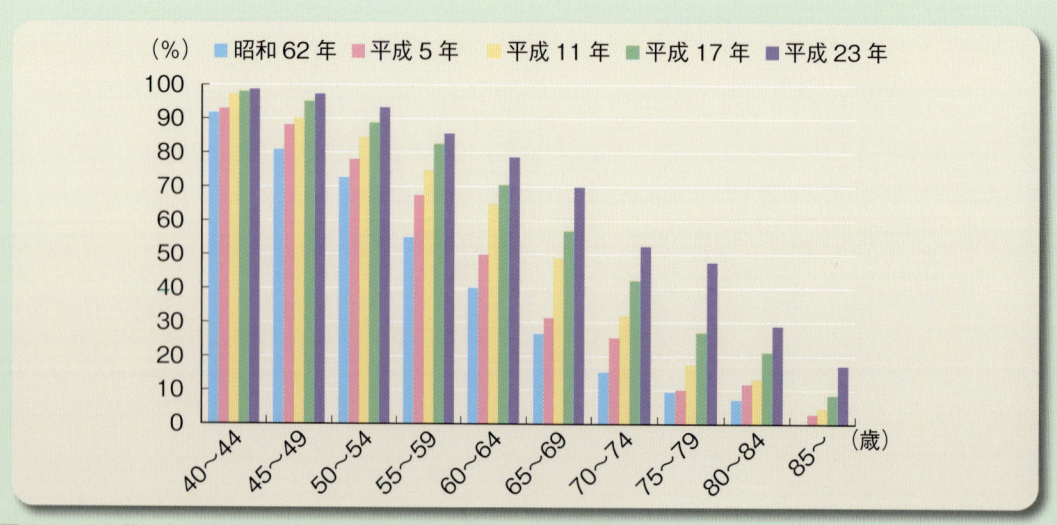

図4-1　20本以上の歯を有する者の割合の年次推移（45歳以降）
注）昭和62年は，80歳以上でひとつの年齢階級としている．

歯周治療を終えてからの
インプラントが望ましい

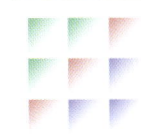

歯周ポケットは歯周病原細菌のリザーバー

　一方で，歯科医院の側ではどのような視点が大切でしょうか．歯周ポケットが残存する患者さんの唾液には，歯周ポケットから供給される浮遊した歯周病原細菌が多く含まれることが多数の研究から明らかになっています．歯周病は細菌感染ですから，浮遊した歯周病原細菌が他の歯の歯肉溝に定着し，やがて歯周病の発症に結びつくことが考えられています．

インプラントにも感染する？

　インプラント周囲の溝にも細菌が定着していますが，同一口腔内の天然歯に住み着いた歯周病原細菌が発見されることもありますし[1]，インプラントに特徴的な細菌が定着することもあります[2]．歯周治療を終えてから埋入したインプラントは，そうでないものに比較して予後が良好です．インプラント周囲の骨が溶けてインプラントを失ってしまうことに対して，**歯周病は危険因子である**と報告されています[3]．

天然歯とインプラントの同居

　費用のかかるインプラントばかりが気になってしまう患者さんがいますが，天然歯の健康があって初めて予後のよいインプラント治療が達成されます．天然歯の治療の期間から醸成した患者さんとの信頼関係のうえに，インプラント治療が行われるのが成功の秘訣です．

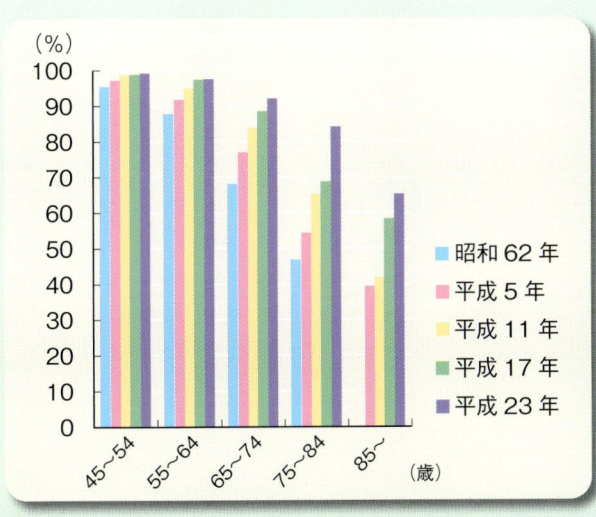

図4-2　現在歯に対してう蝕をもつ者の割合の年次推移（45歳以上）
注）平成5年以前，平成11年以降では，それぞれ未処置歯の診断基準が異なる．

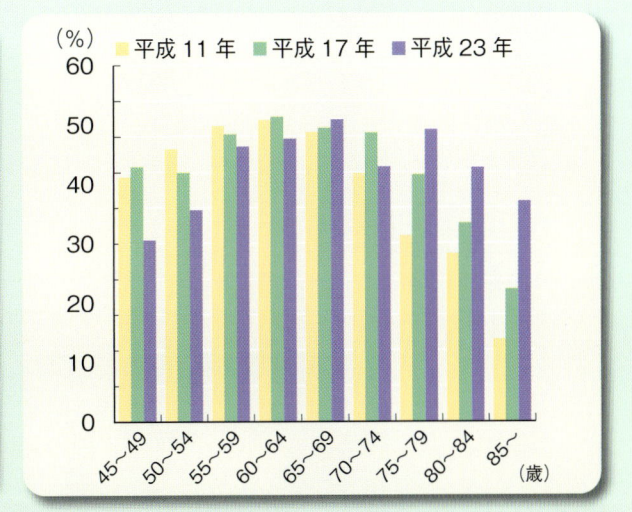

図4-3　4mm以上の歯周ポケットを有する者の割合（45歳以上）
注1）平成11年と平成17年以降では，1歯あたりの診査部位が異なる．
注2）被調査者のうち対象歯を持たない者も含めた割合を算出した．

2 インプラント病変への適切な対応

よく噛めることを過信しないこと，念入りな手入れ

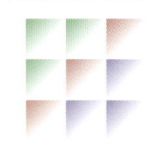

インプラントの長期安定

　インプラントは，周囲骨とダイレクトに結合していることから動揺がなく可撤性の補綴装置と比較して噛み心地が格段に向上します．しかし，よく噛めることを過信することは禁物です．インプラント補綴装置を長期にわたって良好に機能させるには，インプラント体および上部構造の異変あるいはインプラント周囲組織の疾患を未然に防ぐ必要があり，それらの早期発見を目指した定期健診の継続と必要に応じた治療の実践が重要となります．

インプラント周囲組織の手入れ

　インプラント周囲組織の疾患としてインプラント周囲粘膜炎とインプラント周囲炎があり，いずれもプラーク細菌による感染症です．インプラント周囲疾患への罹患を予防するには，歯周疾患の予防と同じく，患者さん自身による歯ブラシや歯間ブラシ等を用いた適切なセルフケアの継続が最も重要であり，それをサポートするために歯科医師・歯科衛生士によるセルフケアのチェックおよび石灰化沈着物除去や機械的歯面清掃などのプロフェッショナルケアの定期的な実施が不可欠です（**図4-4**）．また，喫煙者や糖尿病患者では，インプラント周囲疾患への罹患および進行のリスクが高く，より綿密な感染コントロールが重要となります[1]．

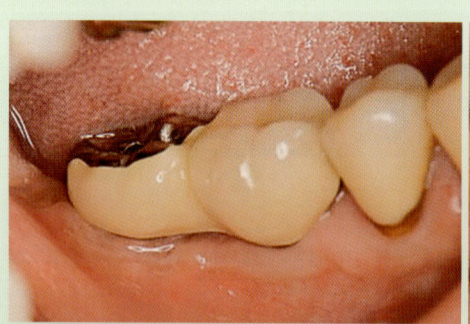

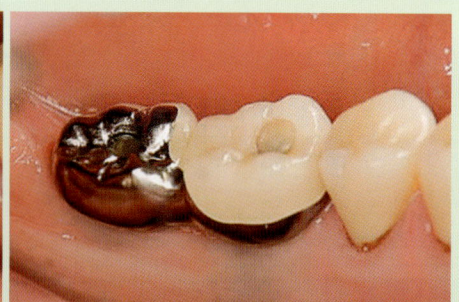

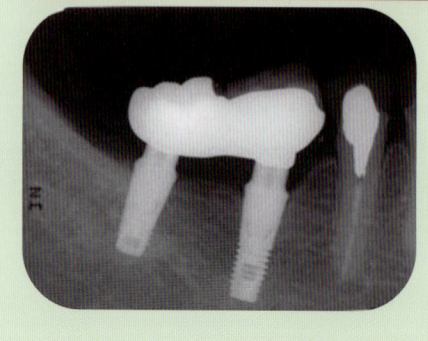

図4-4　良好に経過しているインプラント補綴装置（上部構造装着後6年後）

もし破壊が進んでしまったら

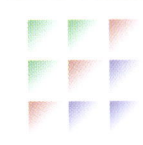

インプラント周囲疾患

　インプラント補綴装置の長期安定には，咬合の管理のみならず衛生管理（感染コントロール）が不可欠です．コントロールを怠ると，周囲組織の炎症であるインプラント周囲疾患を発症することがあります．インプラント周囲疾患は，歯周疾患における歯肉炎と歯周炎との分類と同じように，インプラント周囲骨に吸収を伴わないインプラント周囲粘膜炎と吸収を伴うインプラント周囲炎に大別されます．高度に進行したインプラント周囲炎は，インプラントの喪失に帰結することがあります．

インプラント周囲疾患の治療

　歯周疾患への対応と同様に，インプラント周囲粘膜炎にはプラークおよび石灰化沈着物の除去による原因除去療法を行い，インプラント周囲炎には原因除去療法後に外科治療による修正治療を行うことが基本的なアプローチとなります．その例としてLangら（2004）は[2]，累積的防御療法（Cumulative Interceptive Supportive Therapy：CIST）を提唱しています（図4-5）．CISTでは，インプラント周囲組織の健康状態をプロービング深さ，BOPの有無，排膿の有無，周囲骨吸収の程度を用いて5つの段階に分類し，沈着物の除去，抗菌薬

臨床指標					病態分類	CIST
プラーク	BOP	排膿	PD (mm)	骨吸収		
±	−	−	<4	−	0	(A)
+	+	−	<4	−	Ⅰ	A
+	+	±	4〜5	+	Ⅱ	A+B
+	+	±	>5	++	Ⅲ	A+B+C
+	+	±	>5	+++	Ⅳ	A+B+C+D
+	+	±	>5	++++	Ⅴ	E

図4-5　累積的防御療法（CIST：Cumulative Interceptive Supportive Therapy）
(Lang NP, et al. Int Oral Maxillofac Implants 19 Suppl, 150-154, 2004を一部改変)
A：ラバーカップと研磨剤による機械的清掃，プラスチックスケーラーによる歯石のチッピング，口腔清掃のさらなる強化
B：抗菌薬の使用（クロルヘキシジングルコン酸含有洗口剤による洗口，クロルヘキシジングルコン酸塩液によるポケット内洗浄）*
C：抗菌薬の投薬（経口投与あるいは局所投与（LDDS））
D：外科治療（再生療法あるいは切除的療法）
E：インプラント体撤去
＊　本邦では，クロルヘキシジングルコン酸液の口腔粘膜への使用は禁忌．

の使用，抗菌薬の使用，外科的な除去療法，再生療法，あるいはインプラント体の撤去をそれぞれ必要に応じて系統的に行います．外科処置を必要とするインプラント周囲炎の治療には，専門医への紹介を検討する必要があります．

Topic インプラント周囲組織

インプラント周囲には，粘膜上皮，結合組織，および骨から構成されるインプラント周囲組織があります（**図4-7**）．歯周組織とインプラント周囲組織との大きな違いは，インプラントと骨，インプラントと粘膜上皮あるいは結合組織が，それぞれ，オステオインテグレーション，ソフトティシューインテグレーションによってダイレクトに結合しており，天然歯周囲におけるセメント質，歯根膜組織が存在しないことです．

〈インプラント周囲組織の特徴〉

結合組織におけるコラーゲン線維の走行は，歯周組織では歯の長軸に対して直角に近いのに対してインプラント周囲ではインプラント体長軸と平行です．歯周組織と比較してインプラント周囲組織では，血管組織の減少，コラーゲン線維の増加を特徴とする瘢痕組織様になっています．また，天然歯周囲の接合上皮と比較してインプラント周囲の接合上皮では，接着斑が少なく接合が脆弱であることが知られています．

〈インプラント周囲組織の感染防御〉

上述のような特徴からインプラント周囲組織の感染防御機構は歯周組織のそれと比較して優れているものではありません．歯周組織における炎症では炎症性細胞浸潤層と骨組織の間に健全なコラーゲン線維が介在するのに対して，インプラント歯周組織の炎症では炎症性細胞の浸潤層が骨組織に及んでいることが知られています．すなわち，インプラント周囲組織において炎症が発現すると，その進行は天然歯周囲よりも急速でかつより垂直的に進む可能性が高くなります．

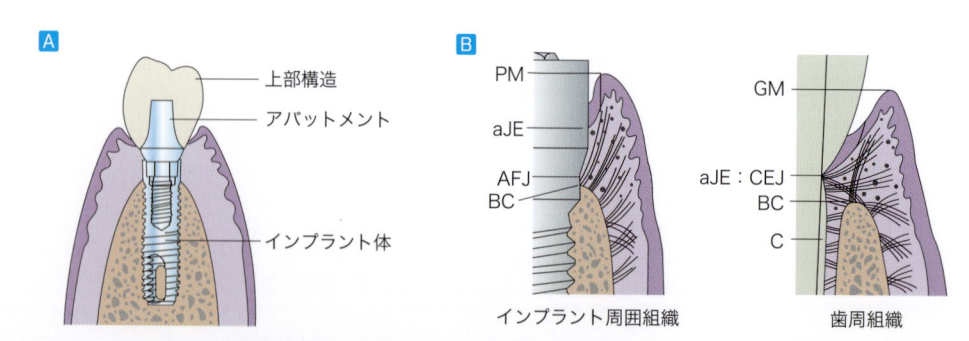

図4-7 インプラント周囲組織（最新歯科衛生士教本 歯周病学 第2版 図I-3-22）
A インプラントの基本構造，B インプラント周囲組織の特徴
PM：インプラント周囲粘膜辺縁，aJE：接合上皮最根尖側端，AFJ：アバットメント-インプラント体接合部，C：セメント質，BC：歯槽骨頂，GM：歯肉辺縁，CEJ：セメント-エナメル境

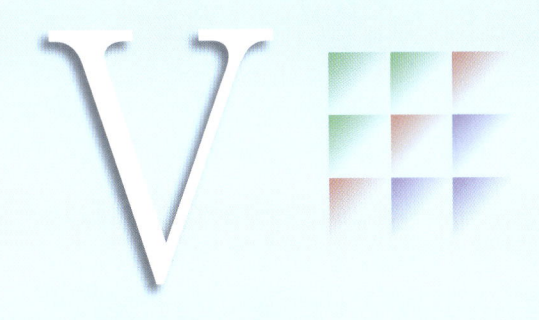

V 治療をいつまで続けるのか

1 メインテナンスかSPTか　五味一博
2 歯科医師・スタッフと患者の意識改革　八重柏 隆

- 治癒と病状安定は，似て非なるもの
  患者さんとの情報の共有，理解・協力が基本　→P78

- 進行部位を見つけ出す工夫
  痛くならないための通院習慣
  →P84

- ・健康観は子供時代が大切
- ・成人期でも歯周病になりやすい時期がある
  →P90

- ・フレイル患者の幅広いゴール設定
- ・要介護期への準備：
  感染除去とシンプルな口腔
  →P94

- ・痛みがなく，安全な歯周・口腔ケア
- ・会話を通して，家族・介護者との連携
  →P98

1 メインテナンスかSPTか
治癒と病状安定を見極める

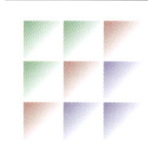

治癒とメインテナンス

「治癒」とは，身体にできた傷や病気などが治ることをいいます．歯周病の場合には失われて歯周組織が元に戻ることはありませんが，歯周治療によって歯肉に発赤，腫脹やプロービング時の出血，歯の動揺などが認められず，**すべての歯周ポケットが3mm以内にコントロール**された場合に治癒と判断します．そして，この状態を長く維持するために行う一連の**予防処置や健康管理をメインテナンス**とよびます．

病状安定とSPT

一方，部分的に4mm以上の歯周ポケットや根分岐部病変，歯の動揺が残存しているものの，歯肉に炎症状態は認められず，ポケット内の炎症の存在を示すサインであるプロービング時の出血（BOP）がない場合には，治癒ではなく歯周病が病状安定していると判断します．このような病状の安定した歯周組織を長く維持するために行う治療を**病状安定期治療（サポーティブペリオドンタルセラピー：SPT）**とよび，**歯周治療の延長線上**にあります．

どうして治癒と病状安定を分けて考えるのか

治癒か病状安定化を正しく判断することで，リコールの間隔，検査内容や処置内容を適切に設定することで歯周治療の結果を長く維持することが可能となります．基本的にSPT

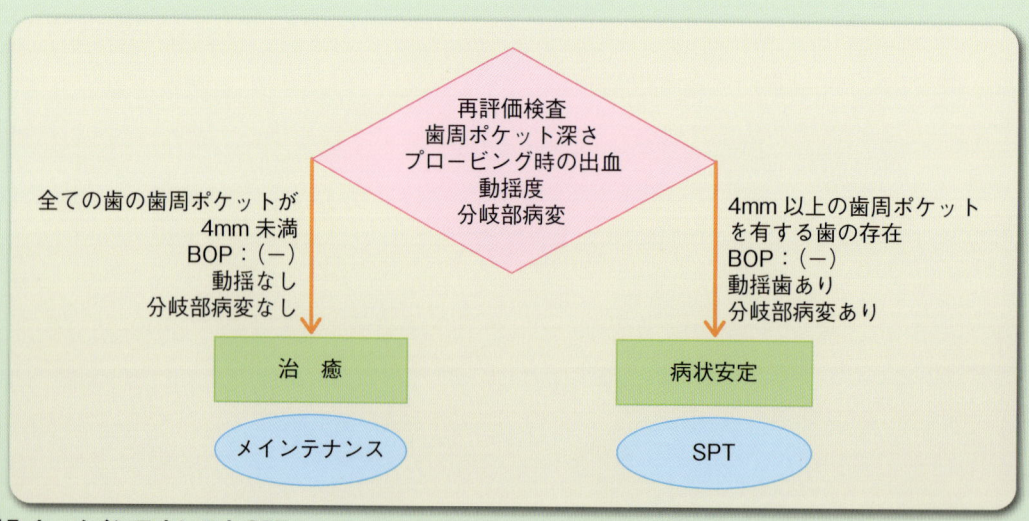

図5-1　メインテナンスとSPT
歯周ポケット深さ，プロービング時の出血（BOP），動揺度，根分岐部病変などを参考に総合的に診断する．

ではリコールの間隔を短めに設定して歯周組織に炎症の再発がないか頻繁にチェックする必要があります.

このように治癒と病状安定を見極めるには，①歯肉の炎症状態，②歯周ポケットがすべて3mm以内か4mm以上の歯周ポケットが残存しているか，そして，③歯周ポケットからの出血（BOP）や，④歯の動揺をみることで判断することができます（図5-1～3）.

何がどう違うメインテナンスとSPT

① 予防としてのメインテナンス

メインテナンスは歯周病が治癒し健康な状態を取り戻したわけですから，患者さん自身のセルフケアを歯科医療従事者によるプロフェッショナルケアにより補助することが主体となります．そのために行う専門家による予防処置や健康管理のことをいい，患者さんへの繰り返しのモチベーションや機械的歯面清掃（Professional Mechanical Tooth Cleaning：PMTC）などが行われます．**患者さん自身によるホームケアでは十分な管理は難しく，一定期間たつと除去できなかったプラークが堆積し歯石等へと変化することから，どんなに健康な状態を維持していても，定期的なPMTCが必要となります．**

② 治療としてのSPT

SPTでは4mm以上のポケットや根分岐部病変が残存し，歯周病の再発の危険性が高いことから歯周ポケット内のプラークコントロールとしてSRPなどを含む治療であるPTC（Professional Tooth Cleaning）を行います．さらに，リコール時に詳細な歯周組織検査を行い病状の早期把握を行うことで，それに対応した治療を行います．つまり，**メインテナンスは疾患の発生を未然に防ぐ予防的側面**が強いのに対し，**SPTは疾患の進行を抑制する治療的側面**の強い処置であるといえます．

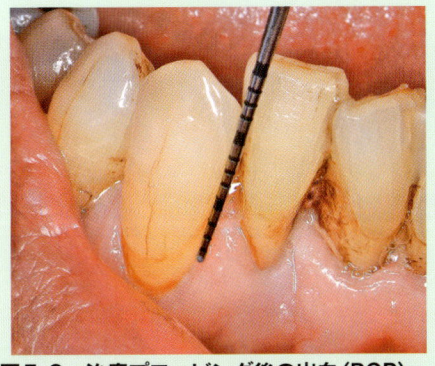

図5-2 治療プロービング後の出血（BOP）− 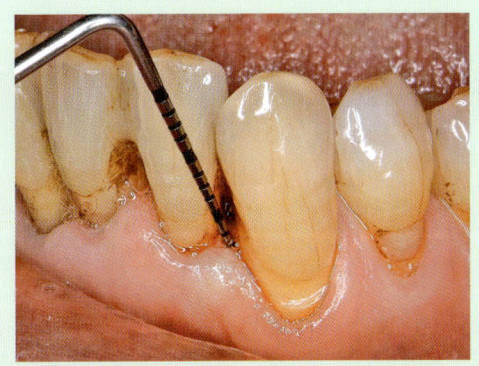　　図5-3 治療プロービング後の出血（BOP）＋

メインテナンス・SPTの重要性

　メインテナンスやSPTは歯周組織を安定した状態で長期間維持するためになくてはならない処置です．Beckerら[1-3]の研究によると，歯周治療を行わなかった人たちは，1人につき5年間あたり1.8本の歯を失いました．そして歯周治療を行ったけれどメインテナンスを行わなかった場合では，1人につき5年間あたり1.1本の歯を失いました．しかし歯周治療を行い，治療後もメインテナンスを行った人たちは1人につき5年間あたり0.5本の歯しか失いませんでした．この研究は調査対象や調査時期が異なるため単純には比較できませんが，メインテナンスやSPTは歯の保存に重要であることがわかります（図5-4）．

歯周病のリスクで適切な管理を

　歯周病のリスクは患者さん一人ひとりで異なっています．それぞれの患者さんのリスク因子を十分に把握し，管理することが大切となります．もちろんリコールの間隔も患者さんごとに設定し，リコール時の状態等を参考にして個別に対応していきます．歯周病に影響を与えるリスク因子として，宿主因子には年齢，全身性疾患（糖尿病など），残存歯数あるいは歯列不正などがあります．環境因子としてはストレス，飲酒，喫煙などがあり，これらのリスク因子を考慮した管理が必要となります．

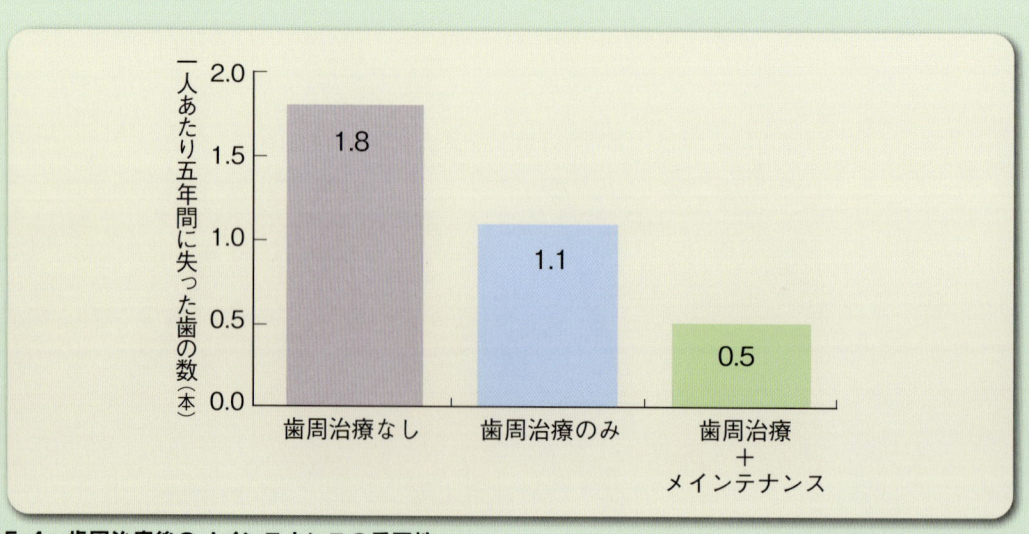

図5-4　歯周治療後のメインテナンスの重要性

患者が満足する歯科医院

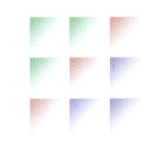

患者は見ている

　メインテナンスやSPTは歯科衛生士の仕事だと思っていませんか．患者さんは先生の診療を待っています．どんなに信頼のできる歯科衛生士さんが対応しても，先生が必ず患者さんの口腔内をチェックすることが大切です．でも先生自身が歯周病の治療やメインテナンスに興味がなければ，患者さんは敏感にそのことに気づいてしまいます．**まず先生が歯周病の治療に興味を持ち**，長く患者さんに快適な口腔環境を維持していただこうという気持ちを持つこと，そして歯科衛生士と一緒になって治療を行おうという態度が必要だと思います（図5-5）．

コミュニケーションは最大の治療

　歯周病は生活習慣病としての側面も強いことから口腔内の状態改善だけでなく，日々の生活についても相談に乗りましょう．歯科医師，歯科衛生士そして患者さんがスムーズにコミュニケーションを取りながら歯周治療やメインテナンス・SPTについて考えていく歯科医院こそ患者さんが満足する歯科医院ではないでしょうか．そのためには**患者さんに対する丁寧な説明と親身な対応**により，患者さんも同じ認識を持ち理解と協力が得られる環境を作り上げることが何よりも大切です．

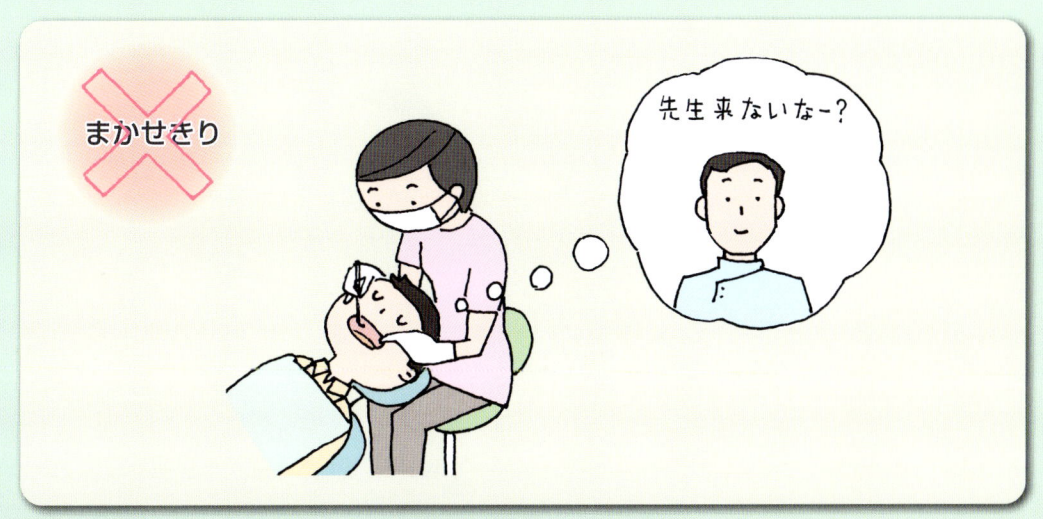

図5-5　歯科衛生士にまかせきりにせず歯科医師が積極的に参加する

おまかせでない，患者さんの治療への参加

患者さんは，ともすると先生に治療をおまかせして自分で治そうとしません．でも，歯周病は患者さんの自己管理があってこそ成り立つ治療です．歯周病の原因など解りやすく，丁寧に説明すること．そして，決して押しつけではなく**患者さん自身が進んで治療に参加できるように誘導していく**ことが大切です．上手く磨けなくとも，ブラッシングをサボっても焦らず，怒らず，丁寧に指導して下さい．自分が治したということに気づけば患者さんの満足度もぐっとアップします．

治療をスムーズに行うシステムづくり

歯周治療は基本的な治療の流れに沿って行われます．そしてプラークコントロールの基準などもきまっていることから，治療の各ステップをクリアし，次ぎのステップに進むというシステマティックな治療が行えます．治療のステップごとに歯科衛生士さんが行う範囲と歯科医師の治療部分をしっかり分けることでスムーズかつスピーディーな治療が行えます．**歯周治療の流れを良く理解した**システム作りが行えれば，患者さんばかりでなく医院のスタッフの満足度も高くなると思います（図5-6）．

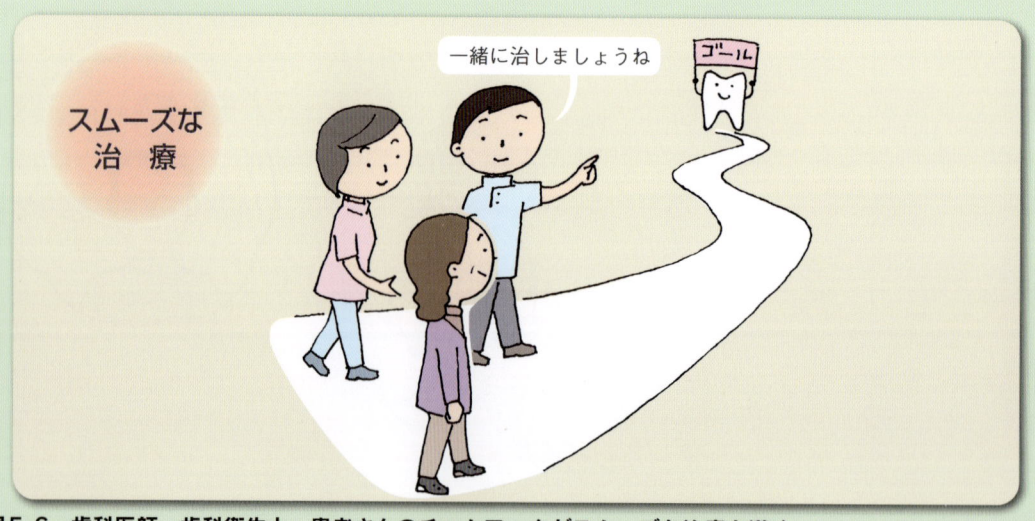

図5-6　歯科医師，歯科衛生士，患者さんのチームワークがスムーズな治療を導く

歯周治療の効果を理解してもらう

　歯周治療による歯肉の変化は，患者さんには分かりづらいところがあります．むし歯を治せばすぐに治ったことがわかりますが，歯肉の炎症の変化はすぐには理解できません．治療の効果がわからないと，患者さんは満足せず，治療へのモチベーションも下がってしまいます．これを防ぐには歯周チャートや口腔内写真を撮影するなどして，**治療の効果がわかるような資料で患者さんへの説明を行うことが大切です**（図5-7）．

歯科医師・患者さん・歯科衛生士の連携

　患者さんが満足できる歯科医院を作り上げるには，**歯科医師と歯科衛生士とが互いに情報の共有化を行い**，スタッフと患者さんとが互いに理解し合い，協力することができる，双方向の関係を築くことが大切だと思います．患者さんが満足するだけでなく，歯科医師も歯科衛生士も皆が満足してこそ，本当の満足しうる歯科医院となると思います（図5-8）．

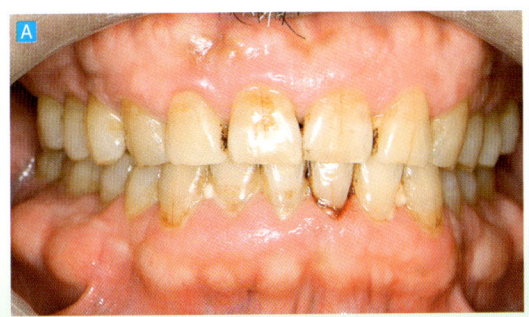

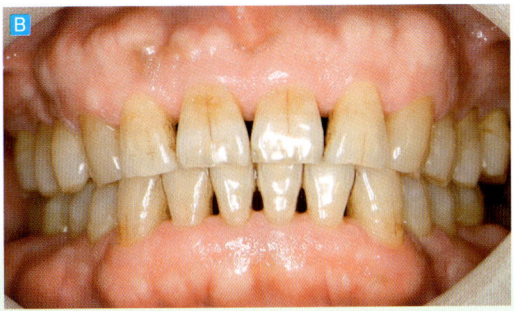

図5-7　治療による口腔の変化を知らせることでモチベーションのアップ
A 治療前　歯肉の炎症や出血が認められる
B 治療後　炎症が改善し引き締まった歯肉

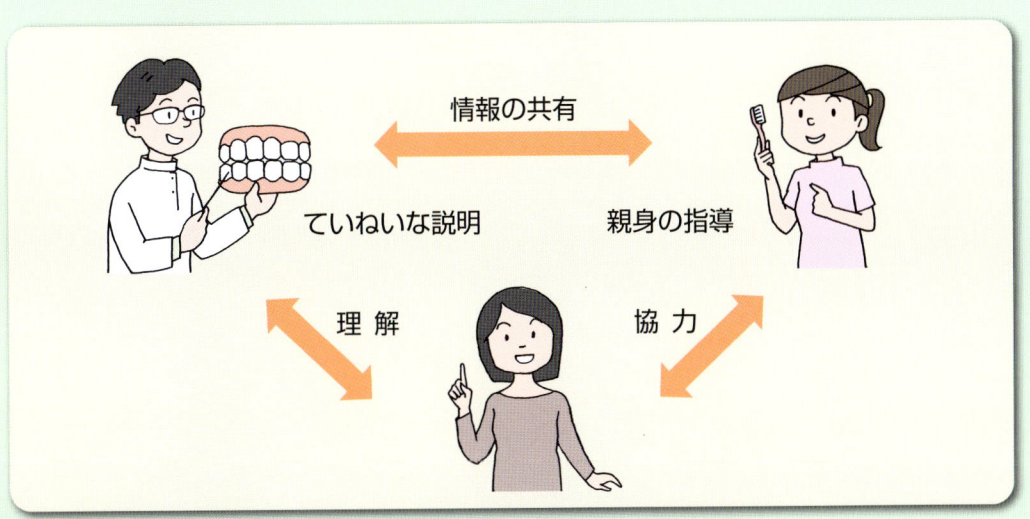

図5-8　歯科医師，歯科衛生士，患者さんの間で情報の共有と相互理解が必要

2 歯科医師・スタッフと患者の意識改革
進行部位を見つけるには

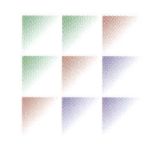

検査の間隔は3カ月以内に！

　歯周病は慢性疾患なので通常，痛みなく進行します．歯周病患者の多くは，その進行部位を患者さん自身が自覚できないままに歯科医院を受診します．進行部位を早期にみつけるための歯周組織検査は必ず定期的に実施する必要があります．**歯周病患者の通院間隔は一般的には3カ月以内**が理想的です．3カ月以内の進行部位であれば，通常簡単な処置（清掃指導やSRP等）で改善することが多いです．簡単な検査（基本検査）は来院時に必ず，そして細かい検査（精密検査）はせめて半年に1回程度は必要です（**図5-9**）．

検査の前に

　歯周組織検査を開始する前に，まず**問診**（医療面接）で本日までの経過等を確認することは非常に有効です．特に歯周組織が長年にわたり良好な状態を維持している患者さんほど，わずかな病変（症状の変化）にも気づくことが多いからです．「磨いたときに出血する」「疲れると歯が浮いた感じがする」「噛んだときに違和感がある」などは，その典型的な例です．少しでもそのようなことを訴えたら，その部位について細かくチェックすることで早期に進行部位を発見できます（**図5-10**）．

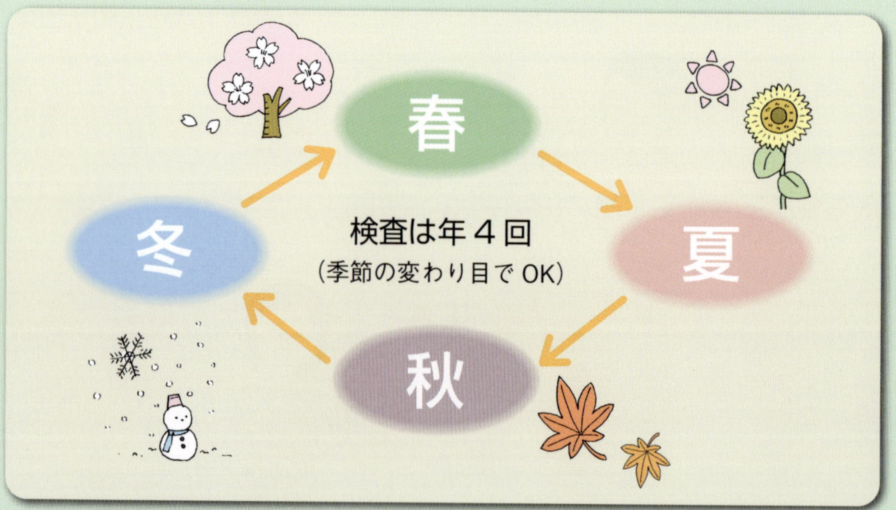

図5-9　歯周検査は3カ月以内

検査時の注意事項

　口腔清掃レベルがPCR20％未満であること，**プロービング深さの問題（4mm以上深いポケットがない）**，**プロービング時の出血**や排膿がないこと，動揺度が増していないこと，根分岐部病変の状況変化等を確認し，もし問題があれば放置せず即改善策をとることが特に重要です．進行部位であっても早めの対応により改善は可能です．また検査に際しては，決して歯科衛生士にすべて任せきりにすることなく，歯科医師も必ず問題箇所の実態を自ら確認することが大切です．

SPT管理では

　メインテナンスと異なり，SPT管理状態にある歯周病患者の場合は特に注意が必要です．特にSPT管理の病状安定部位については，完全には治癒していませんので，いつ症状が発現するかわかりません．再発しやすい糖尿病患者の病変部や，清掃困難な根分岐部病変の部位は特に進行しやすくとりわけ注意が必要です．SPTの定期管理の際には**時限爆弾**を有しているぐらいの認識で臨むことが重要です（図5-11）．

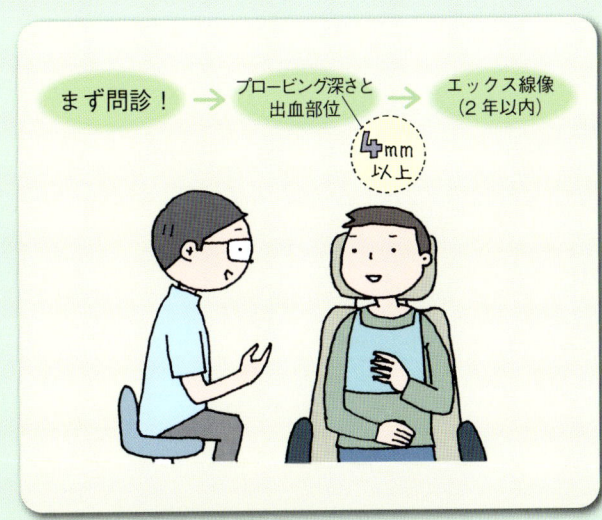

図5-10　進行部位の見つけ方

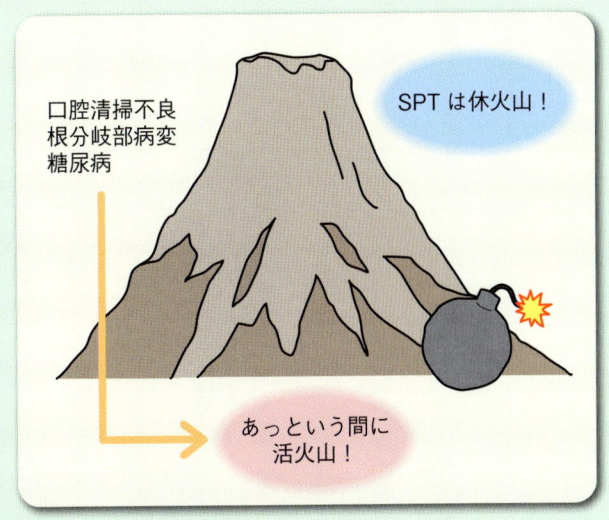

図5-11　SPTは休火山！

痛くならないための通院習慣

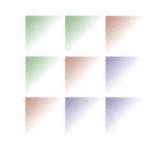

今こそ必要な意識改革

過去の歯科治療は「痛くなった」「歯科検診でう蝕，歯周病と診断された」など，病気になってから受診することが多かったと思います．しかし現在は未病段階（発病前）の予防を目的とした歯科受診システムに変更することが重要です．歯や歯肉の健康状態を，患者さんの寿命以上に延ばそうとする歯科通院習慣（システム）は，最終的には患者さん自身が本来望むことであり，社会的医療費コスト削減においても理想的です．それを実現するためには患者さんとの意識共有はもとより，実際にそれを実践，維持，管理する側の歯科医師，歯科衛生士自らが，その意識改革・受け入れ体制の改善をすることが欠かせません．歯が痛いから歯科受診するのではなく，**歯が痛くならないようにするため，一生痛くない歯を長持ちさせるために**歯科医院には定期的受診するのが当然との**意識改革**が今こそ必要です．

歯周病患者のタイプ

歯周病患者もいろいろなタイプがあります．歯周病の説明を患者さんにすることになりますが，患者さんは大きく3つに分類できます．（あえて歯周病予防に関する説明を）「言わなくてもわかる人」「言って初めてわかる人」「言ってもわからない人」です．**意識改革が期待できる**のは前者2つのタイプです．しかし，当初こちらで「言ってもわからない人」と考えて

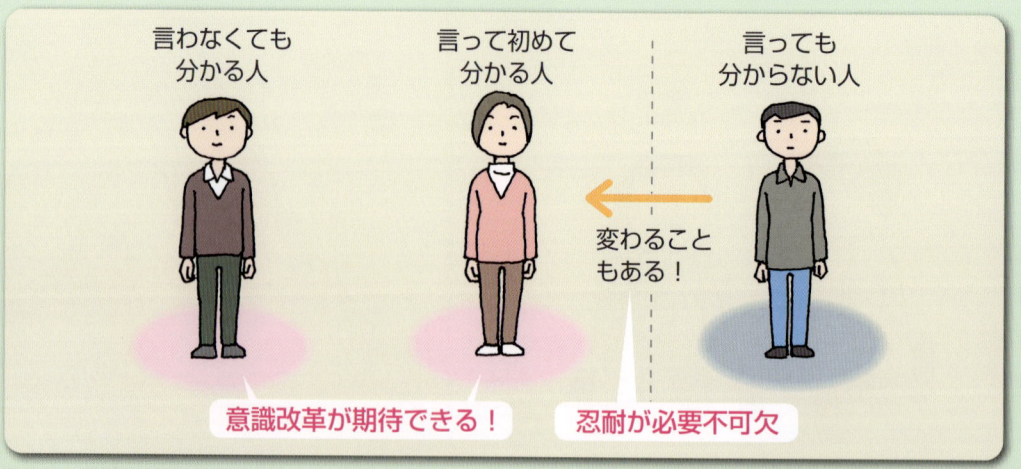

図5-12　歯周病患者のタイプ

いた患者さんでも，特に痛みを経験した患者さんほど驚くほど改善することがあります．口腔清掃指導の際には忍耐強く時間をかけることをお勧めします（図5-12）．

心地よい口腔清掃指導体制

　歯周病はプラークコントロール不良が直接的な原因ですから，医院のシステムとして口腔清掃レベルのチェック・改善・維持システムが適切に組み込まれている必要があります．熱心な歯科衛生士はPCR20％未満への改善を早急に達成したいがため，口腔清掃指導でついつい「これではいけない」と患者さんの現状を否定しがちです．否定されて喜ぶ患者さんは誰もいません．モチベーションが重要です．**認識，関心，熱意，行動，習慣化**の学習ステップと**心地よい指導**こそ長期継続管理が可能です．生活習慣を実際に変える（行動変容する）には，それなりのコーチングテクニックと忍耐が欠かせません．歯科医師は歯科衛生士に口腔清掃指導をすべて任せきりにせず，客観的に現行の指導体制をチェックし，良好なチームワーク体制にする必要があります．

また行きたい歯科医院に！

　歯医者さんのイメージは人それぞれです．かつては「痛い」「怖い」「できるだけ行きたくない」が多かったと思います．痛くなってから受診していたためです．しかし今後は「歯が痛くならないために」「歯が長持ちするように」定期管理することにポイントが置かれます．今こそ**「また行きたい」歯科医院**となる鮮烈なイメージが必要です．「明るい！きれい！」「心地よい！」「歯がきれいに白くなる！」「歯が長持ちする！」など，明るいイメージに変えることによって長期にわたる継続的管理が可能です（図5-13）．

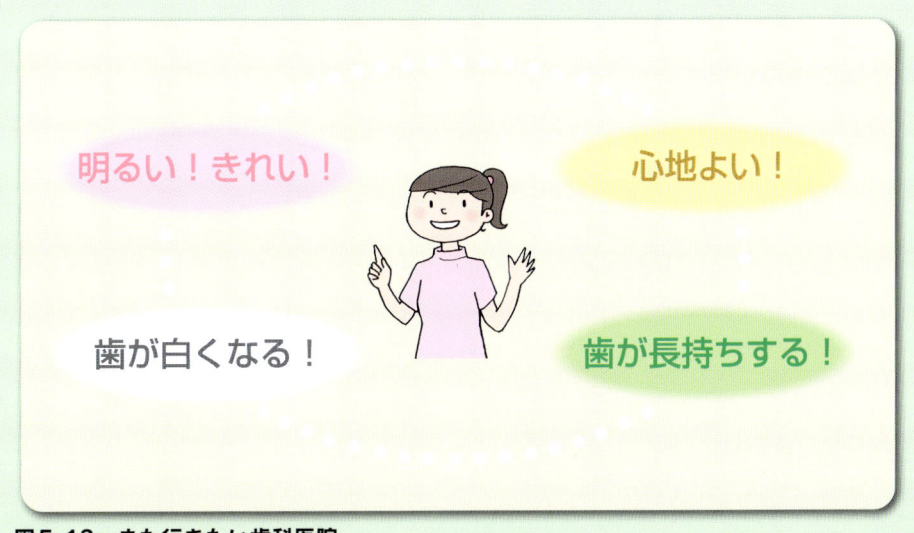

図5-13　また行きたい歯科医院

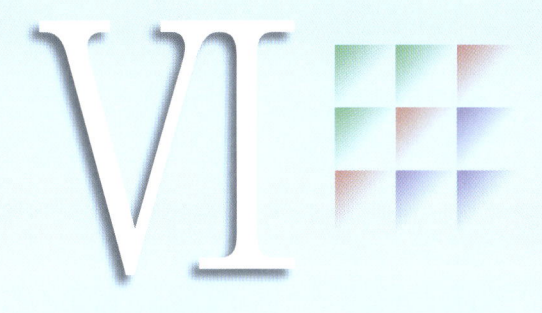

VI 予防と介護に向けて

1. 小中高生・成人への健康啓発　梅田 誠
2. フレイル（虚弱）患者への歯周治療はどこが違う　吉成伸夫, 石原裕一
3. 喜ばれる訪問歯科診療の実際　両角祐子, 佐藤 聡

治癒と病状安定は，似て非なるもの
患者さんとの情報の共有，理解・協力が基本　→P78

進行部位を見つけ出す工夫
痛くならないための通院習慣
→P84

- 健康観は子供時代が大切
- 成人期でも歯周病になりやすい時期がある
→P90

- フレイル患者の幅広いゴール設定
- 要介護期への準備：
　感染除去とシンプルな口腔
→P94

- 痛みがなく，安全な歯周・口腔ケア
- 会話を通して，家族・介護者との連携
→P98

1 小中高生・成人への健康啓発

健康観は子供時代が大切

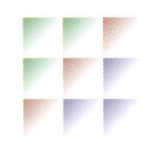

子供の時から歯周病の徴候

　歯周病は成人になってからかかる病気で，子供で歯周病にかかるのは非常にまれだと考えられています．ところが，平成23年度の歯科疾患実態調査によると，歯石や出血など，初期の歯周病の徴候がみられる人の割合が5～9歳で全体の36%，10～14歳で45%の子供に認められました．さらに15～19歳になると歯周病の徴候をもつ人が69%にもなり，そのうち5%の人が歯周ポケットをもつ本格的な歯周病にかかっていました（図6-1, 2）．

歯の生え変わる時期から要注意

　このことは，歯周病は成人になってからかからないように気をつけるのではなく，すでに子供の歯の生え変わる時期から歯周病にかからないよう気をつけるべきであることを示しています．子供は歯の生え変わりに伴い，一時的に細菌の棲家になるポケットができます．また，特に生え変わりの時期は，歯肉から出血しやすく口腔清掃がおろそかになりがちです．

*歯周病原細菌の運搬手段は唾液

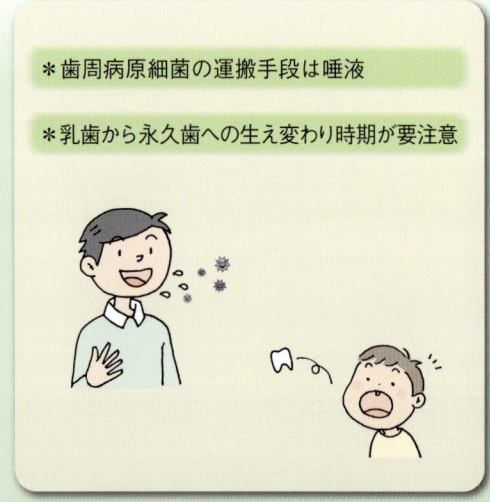

*乳歯から永久歯への生え変わり時期が要注意

図6-1　歯周病原細菌は親から子へ

	年齢	性別	サンプル	検出された細菌
家族1.				
母	36	女性	唾液	*Tf　Cr　Pg　　　Td*
父	39	男性	唾液	*Tf　Cr　Pg　Pn　Td*
子1	8	女性	プラーク	*Tf　Cr　　　　Td*
			唾液	*Tf　Cr　　　　Td*
子2	9	男性	プラーク	*Tf　Cr　Pg　　Td*
			唾液	*Tf　Cr　Pg　　Td*
家族2.				
母	45	女性	唾液	*　Cr　Pi　Pn　Td*
父	49	男性	唾液	*Aa　Tf　Cr　Pi　Pn　Td*
子1	3	女性	プラーク	*Tf　Cr　　Pn　Td*
			唾液	*Aa　Cr　Pi　　Td*
子2	6	女性	プラーク	*Tf　Cr　Pi　Pn*
			唾液	*Aa　Tf　Cr　Pi　Pn　Td*

図6-2　家族における歯周病原細菌の検出例
Aa：*Aggregatibacter actinomycetemcomitans*
Tf：*Tannerella forsythensis*
Cr：*Campylobacter rectus*
Pg：*Porphyromonas gingivalis*
Pi：*Prevotella intermedia*
Pn：*Prevotella nigrescens*
Td：*Treponema denticola*

子供の時から口腔清掃が大切

　口腔清掃が不十分な子供のほうが，歯周病原細菌が見つかる割合が高いという報告があり，生え変わりの時期は，しっかり口腔清掃を行い，歯周病原細菌が棲みにくい環境をつくることが大切です．親が子供の歯周病の徴候に注意を払い，小中高生からの口腔の管理をしっかりすることが，将来の歯周病の発症を減らすために重要です．

親が歯周病の場合，子供の歯周病に注意すべき

　親が歯周病などで歯周病原細菌をもっている場合，親から子に歯周病原細菌が移らないように注意することが大切です．歯周病原細菌で有力な何種類かの菌について，その菌を親がもっていた場合，高い頻度で子供の口腔から検出されたことが報告されています．親が歯周病の場合，コップや食器などを通して子供に歯周病原細菌が移らないよう，気をつける必要があるでしょう．

家族の歯周病は積極的に治療すべき

　また，生活を共にしている家族の場合，気をつけていても歯周病原細菌が家族間で移る危険性は高くなります．家族に歯周病にかかっている人がいる場合，積極的に歯周病治療を受けて歯周病原細菌を口腔内から取り除くまたは，最小限にコントロールすることで家族内で歯周病原細菌が移るリスクを減らすことができるでしょう．

親が重症な歯周病なら子供も検査

　また，1,000人に1人程度の割合で，若年時から急速に歯周病にかかって重症化する侵襲性歯周炎がみられます．侵襲性歯周炎は家族内で多発する傾向があり，一般的な歯周病より体の抵抗性や遺伝的要因が歯周病の進行に関係します．親が重症な歯周病などで早い段階で多くの歯を抜いたような場合は，子供に対してきちんと歯周病の検査を受け，歯周病が見つかった場合，早急に歯周病の治療を開始することが必要です（図6-3）．

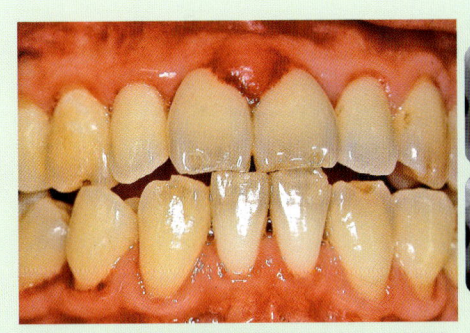

図6-3　広汎型侵襲性歯周炎（24歳，女性）

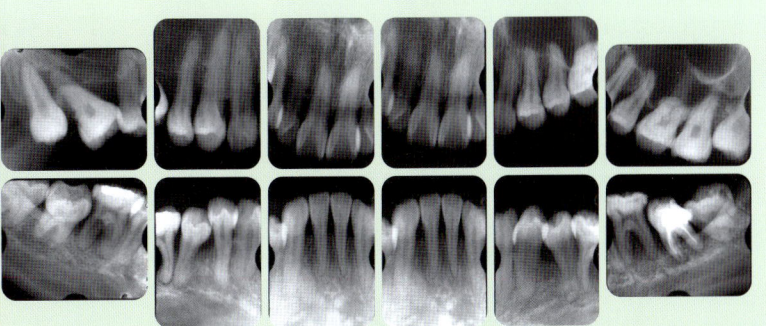

成人期でも歯周病になりやすい時期がある

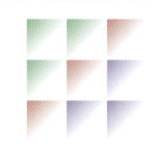

ホルモンバランスの変化の時期は要注意

① 女性ホルモンによって増える歯周病原細菌

歯周病原細菌のなかで*Prevotella intermedia*という菌は女性ホルモンによって増えるといわれています．この細菌によって歯肉の炎症が強くなります．思春期においては女性ホルモンが増え，歯肉の炎症が強くみられるようになりますが，妊娠時においては，特にこの症状が強く認められます．結婚前後，特に妊娠初期においては，つわりなどで口腔清掃が困難になることも歯肉の炎症が悪化する要因になります（図6-4）．

② *P. intermedia*について

女性ホルモンによって増加する*P. intermedia*は酸素を嫌う嫌気性細菌です．口腔清掃を怠り，歯垢（プラーク）が堆積して厚くなると，プラーク内部の深いところは嫌気的な環境となります．また，歯肉の炎症によって歯肉が腫れることに伴って一時的に歯肉ポケットができ，ますます嫌気的な環境になりこの細菌が増殖しやすくなります．

③ 口腔清掃が効果的

女性ホルモンが増加するような時期や場合においては，早期に歯科医院に受診して口腔清掃指導や，歯科医師，歯科衛生士による徹底的な機械的口腔清掃を行うことによって，速やかに口腔環境を改善させることが効果的です．また，将来の歯周病発症を防ぐ有効な対策になります．

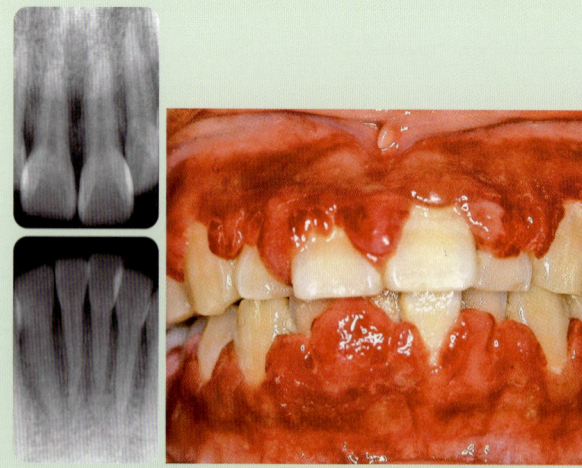

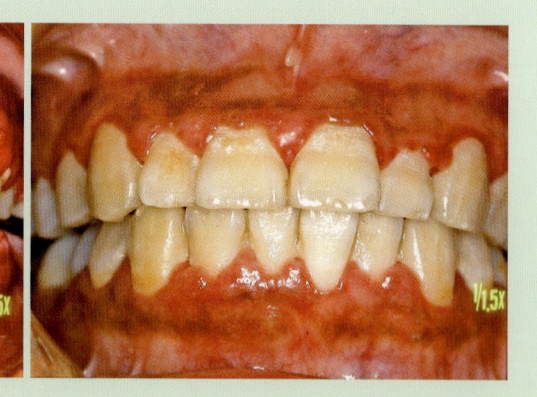

図6-4　妊娠性歯肉炎（28歳，女性）
口腔清掃およびスケーリングによる歯肉の腫脹，炎症の改善

生活環境が変わる時期は要注意

① 就職で職場が喫煙環境の場合

　喫煙によって（受動喫煙も含む），白血球の機能など体の抵抗力が影響され，毛細血管の縮小などにより，歯周病にかかって治療を受けても治りにくい．また，歯周病原細菌も増えやすく歯周病が進むリスクが高くなります．喫煙習慣がついてしまった場合，禁煙外来などで，禁煙指導を積極的に受けましょう（図6-5）．

② 転勤・転職により生活が不規則になり，ストレスが増えた場合

　生活リズムが乱れて，口腔清掃が不十分になると歯周病発症のリスクが高まります．特に，仕事上ストレスが過度にかかるような場合，壊死性潰瘍性歯肉炎などの歯肉に顕著な症状が認められるような場合があります．過度なストレスを抱え込まないようにし，規則正しい生活を心がけましょう（図6-6）．

③ 定年退職などで生活のアクティビティが激変した場合

　定年退職後，毎日が日曜日になり，退職前と同等のカロリーを摂取しているのに，通勤がなくなるなどで，一日の運動量が急激に下がるようになると，肥満等メタボリックシンドローム，高血圧，糖尿病等のリスクが高まります．糖尿病は，歯周病進行のリスクを高めます．適度な運動に加え，定期健康診断および歯科受診して，口腔清掃を毎日きちんと行う習慣を維持することが大切です．

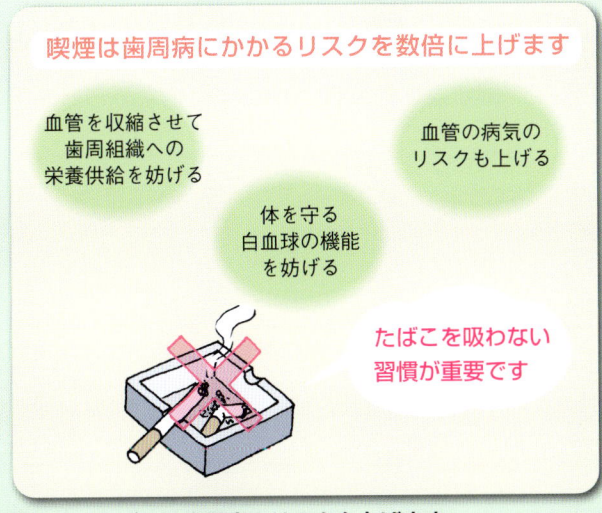

図6-5　たばこは歯周病のリスクを上げます

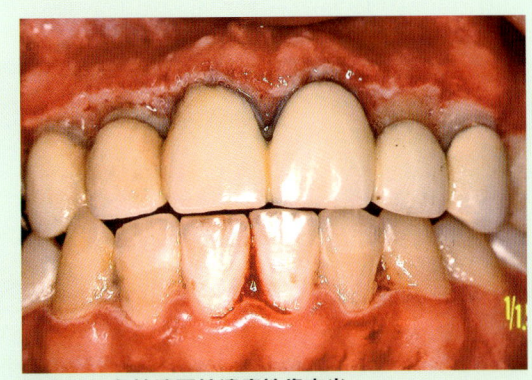

図6-6　急性壊死性潰瘍性歯肉炎

2 フレイル（虚弱）患者への歯周治療はどこが違う

幅広いゆるいゴールの設定

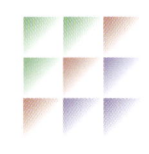

はじめに

　日本は2007年に世界一の超高齢社会を世界最速で構築し，この状況が2050年まで継続することが予想されています．そして，平均寿命の延伸とともに，健康寿命との差が問題となっています．さらに，今後はさらなる高齢化，少子化の促進，総人口の減少という社会になっていきます．このような現状から，単なる長寿社会ではなく，健康長寿社会の実現に向けた取り組みが，今後の医療でも重要な課題となってきています．

フレイルとは

　フレイルとは，日本老年医学会が提唱する「加齢に伴って筋力や心身の活力が低下した状態」のことです[1]．もとは「frailty（フレイルティ）：弱さ・虚弱」という意味の英語で，欧米ではすでに医療現場で使われている言葉です．日本には「老衰」という言葉があり，一般的には「年をとって心身が衰えること」を意味しており，医学的には「老化に伴って個体を形成する細胞や組織の機能低下，恒常性の維持が困難になること」とされています．この意味ではまさしくフレイルの概念と同じです．

フレイルの位置づけ

　一般的に，要介護状態へは，老化に生活習慣病のようないろいろな疾患が重なり，フレイルを経て要介護状態に入っていきます．よってフレイルは，要介護に至る前段階，別の見方では，健康と病気の中間のような段階として捉えることができます（図6-7）．実際，後期高齢者の要介護に至る原因は，脳卒中のような疾病よりもフレイルを要因とする割合が高くなります[2]．よって，転倒予防や介護予防の観点からも，適切な栄養を摂ることでサルコペニアや，適度の運動などでフレイルを予防し，**健康寿命を延伸**させる努力をすることが重要なのです．ある都市の調査では，65歳以上で持病がない人のうち，11％がフレイルでした[3]．これを全国に当てはめると，およそ300万人フレイルの人がいる計算になります．

幅広いゆるいゴールの設定

　自立している高齢者の場合，歯周治療に対して組織は正常に応答すると報告されています[4]．よって，高齢者というだけで特別なことを考える必要はなく，通法どおり病因を除去し，歯肉の根面への付着を促進することで，個々の歯，および機能的な歯列を保全することができます．ただ，現実を直視すれば，成人期のような確実に治療計画に沿った歯周治療を実施できないことも多いのが現状です．そこで，フレイル患者さんへの歯周治療のゴールは，幅広い緩いゴール（患者さんの状態に合わせた治療のゴール）を設定することを心がける必要があります．すなわち，**歯周病の予防，あるいは進行をコントロールする**ことで，生涯にわたり快適で機能的な口腔状態を維持すること．さらに，歯周治療により**生活習慣病の発症，進行抑制**を図り，介護予防から健康寿命の延伸に寄与することです．

　具体的には，フレイル患者さんでは精神状態の変化，全身状態の悪化，手先の衰えから，セルフケアとしてのプラークコントロールが十分に行えなくなることが多く，今までの方法が継続，実施困難になってきた場合には，少しずつ実行可能な方法に変更するなどの状況に合わせた指導を行います．また，歯周ポケット，歯槽骨吸収，プロービング時の出血を厳密に改善するのではなく，**患者さんも術者もできる範囲で**歯周病の進行をコントロールすることで，生涯にわたり快適で機能的な口腔を維持するという方向に治療目標をシフトさせることが重要です．

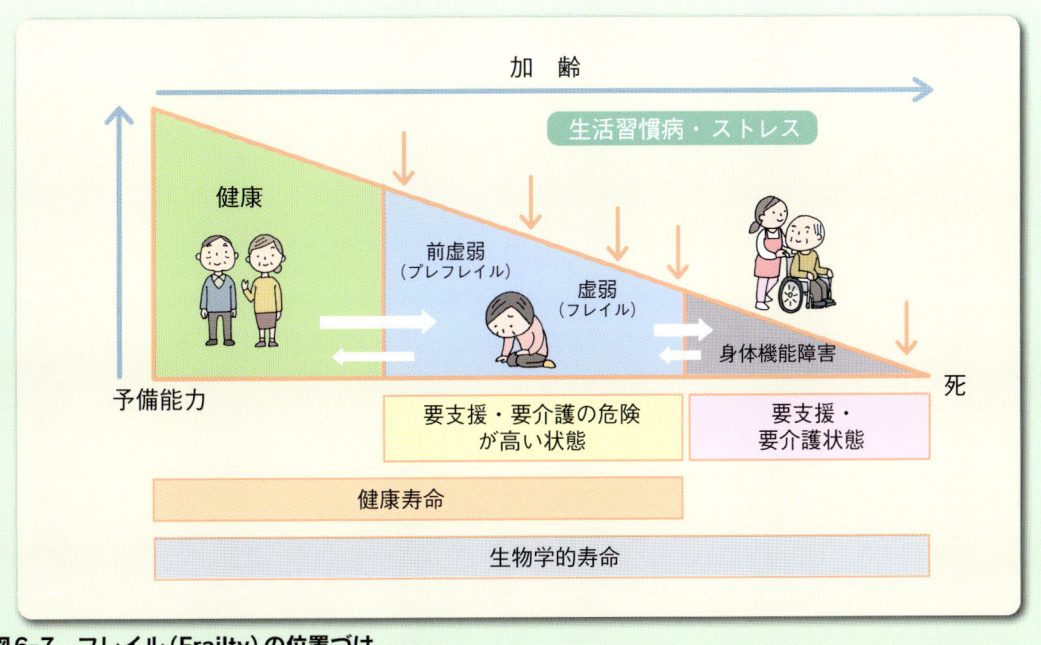

図6-7　フレイル（Frailty）の位置づけ
（葛谷雅文：日本老年医学会雑誌，46：279-285，2009より改変）

要介護期への準備：
感染除去とシンプルな口腔

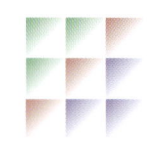

はじめに

　80歳で20本以上の歯が残っている人（8020運動達成者）の割合は，平成23年歯科疾患実態調査において38%と調査毎に増加しています．しかし，同時に4mm以上の歯周ポケットをもつ人の割合も，高齢者，特に75歳以上では43%と，平成17年度の調査から10%以上も増加しています[5]．よって，今後の高齢者は歯周病に罹患した歯を多く保有することになる結果，より重度な歯周病の歯が増加していくと推測されます．このことからも高齢期以前からの歯周治療の重要性が強調されます．

高齢者のプラークコントロールの重要性

　しかし前述したとおり，フレイル患者さんの場合，セルフケアが十分に行えないことが多く，歯周病を完全にコントロールすることは困難で，疾患の進行をコントロールすることで生涯にわたり，機能的で快適な口腔状態を維持するということになります．ただ，どのような治療を行うにしても，**プラークコントロールと定期的なメインテナンスは必須**です．歯科医院，病院に通院可能で，歯科医師や歯科衛生士の指導，処置を受けることができない場合，介護施設等で口腔ケアの支援を受けることが想定されます．そこでは口腔の専門家ではない家族，介護者，介護士等が日常的プラークコントロールを担うことになります．

シンプルな口腔

　高齢者の場合，「食品摂取の多様性」よりも「咀嚼能力」のほうが活動能力指標との関連性が強く認められ，硬い食品が噛めるという機能的な因子が活動能力に影響するということが報告されています[6]．よって，介護予防という観点から歯周治療を考えると，**治療後に咬合を確立することも重要**です．しかし，口腔内が複雑な状態，すなわち，義歯を回避するためにロングスパンの連結性ブリッジや，多数のインプラントにて歯列，咬合を回復しているような場合，本人はおろか，専門家でない人にとって，プラークコントロールを行うことは不可能になります．

そのため，フレイル前の患者さんとの治療計画立案時に，将来的にリスクの少ない機能回復処置を考慮に入れたうえで，患者さんにも介護者にもシンプルでメインテナンスが容易となるような歯周，修復，補綴治療が選択される必要があります（図6-8～10）．歯周治療が介護予防に貢献できる点は，歯の喪失を防いで，高齢者のQOLとADLを増進，維持することです．このために，**高齢化する前段階での歯周治療もしくは予防が大切である**ことを国民の常識とする必要があり，私たち歯科に携わる者は，歯だけでなく，全身という観点から口腔を捉え，人間が健康で長生きし，豊かな老後を送る手助けをしなければいけません．

　今後は，在宅・施設等への訪問診療を行うことが重要になります．

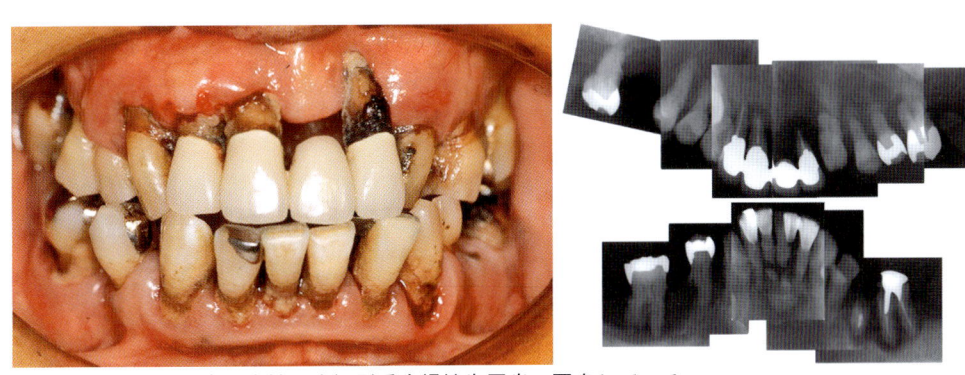

図6-8　初診時59歳，女性．広汎型重度慢性歯周炎に罹患している．

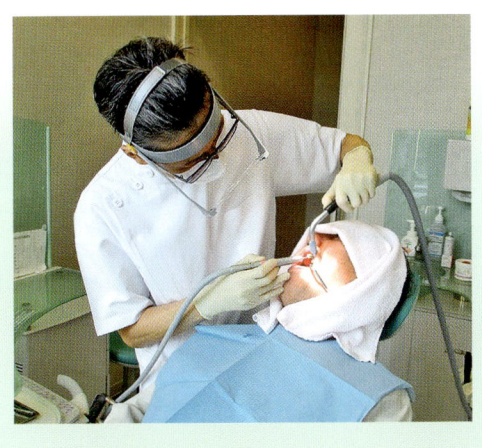

図6-9
高齢者の歯科治療では，他の持病や高齢者の体力，身体状況などを考慮しなくてはなりません．誤嚥予防もかねて座位で診療することも多い．

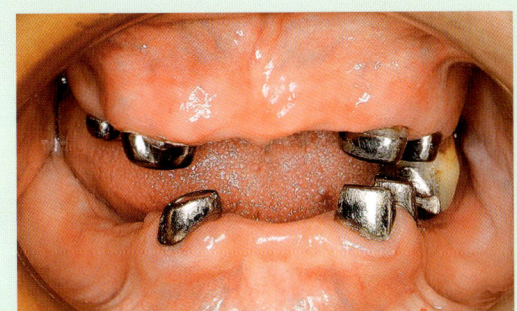

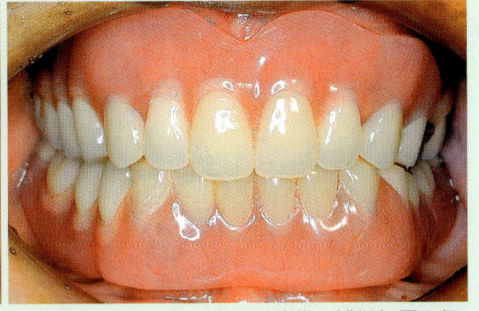

図6-10　現在67歳，患者さんといろいろお話して，自分も他人もケアしやすい形での修復，補綴処置を行った．

3 喜ばれる訪問歯科診療の実際

痛くなく，
安全な口腔ケア（歯周ケア）

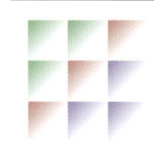

口腔ケアの目的

　訪問歯科診療とは，要介護者で通院が困難な方が，居宅や施設で歯科診療を受けられるものです．**要介護者の歯科治療は単に疾患を治療するだけではなく，口腔の機能を維持管理する目的**もあり，そこで重要な役割を果たすのが口腔ケアです．

　口腔ケアの目的は，口の中を清潔にするだけでなく，歯や口の疾患を予防し，口腔の機能を維持することにあります．また，口腔ケアはQOLの向上のみならず誤嚥性肺炎などの全身性疾患の予防，全身の健康状態の維持・向上にもつながります．

口腔内はデリケート

　口腔内は非常に敏感です．いきなりお口の中に器具を入れてケアを始めるのではなく，事前に十分に説明し，安心と信頼を得る必要があります．また，要介護者の不安を取り除くためにも，口腔ケアをはじめるときは，必ず「うがいをしますよ」「口の中をきれいにしますよ」と声かけをしましょう．

安全・安楽な口腔ケア

　安楽で安全に継続して口腔ケアができるような環境の整備が重要です．疲れないように手早く行うために，事前の準備をすべて整えてから始めます．

　口腔ケア時の体位は，全身状態やADL（日常生活動作）などに応じて，唾液や水分などを

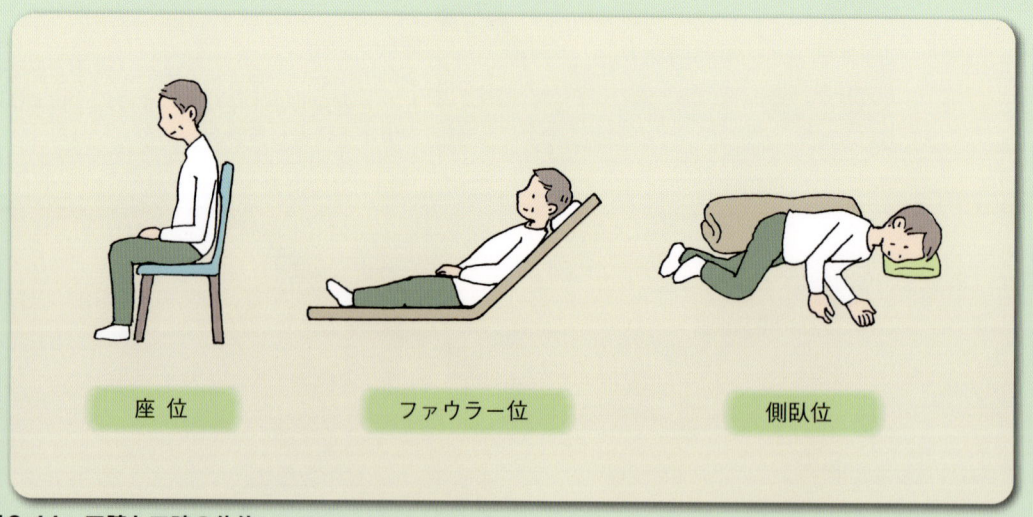

座位　　　ファウラー位　　　側臥位

図6-11　口腔ケア時の体位

誤嚥しないように適切な体位に整えます．イスに座る座位は誤嚥が起こりにくいものの，疲れやすいため注意が必要です．ベッド上で行う場合には，上体をおこす，首を横にむけるなど誤嚥しにくい体位をとります（図6-11）．

口腔ケアの実際

1. 声かけをする
2. 体位を整える
3. 口腔内の観察
4. 口腔ケアの実施

　①うがい

　　液体を含み，ブクブクうがいをすることによって，口腔内の汚れをはきだします．

　②口のなかの清掃（図6-12）

　　歯のある方は，歯ブラシを使用して歯を磨きます．歯ブラシは小刻みに動かし，力を入れすぎないようにして磨きます．

　　粘膜，舌などはスポンジブラシを使用して，汚れを除去していきます．

　　義歯は，口腔清掃前に取り外し，清掃を行います．

　③うがい

　　汚れをお口の中にのこさないように，最後にうがいをします．うがいができない人は，スポンジブラシを使用して，汚れをとります．

　　口腔ケアを痛いと感じてしまうと，口腔ケアを拒否することも多いため，無理をせず「気持ちよさ」を体感してもらうことから始め，口腔ケアが苦痛にならないように，次につなげるケアであるように心がけましょう．

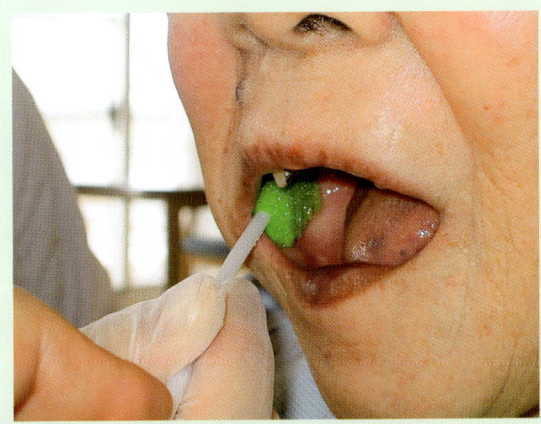

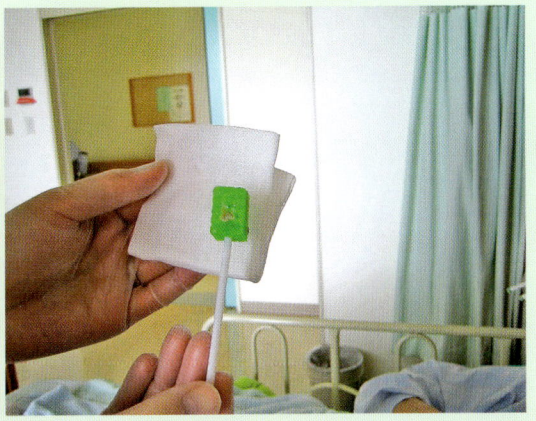

図6-12　スポンジブラシによる口腔清掃

家族，支援者への会話も大切に

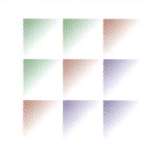

日常的口腔ケアと専門的口腔ケア

　口腔ケアは実施者により，本人，介護者(家族，介護職など)によって日常的に行われる「日常的口腔ケア」と歯科医師，歯科衛生士などによって行われる「専門的口腔ケア」にわけることができます．

　専門的口腔ケアでは，日常的口腔ケアに対する指導や日常的口腔ケアでは清掃が困難な部位の清掃を行います．

専門的口腔ケアの効果

　日常的口腔ケアに加え，専門的口腔ケアを行った群と従来どおりのケア以外行わなかった群で，口の中の細菌の数を測定したところ，専門的口腔ケアを行った群では口腔内の細菌数が5カ月後には当初の10分の1に減少したのに対し，専門的口腔ケアを行わなかった群ではほとんど変化はないという報告[1]があります．

　また，その後2年間追跡調査を行ない，その間に37.8℃以上の発熱が7日以上みられた入所者数，肺炎発症者数，肺炎による死亡者数をそれぞれ比較したところ，**専門的な口腔ケアを行った群では口腔ケアを行わなかった群にくらべて，発熱者は14％，肺炎発症者は8％，肺炎による死亡者は9％少ない**という結果が得られました[2,3]（図6-13）．

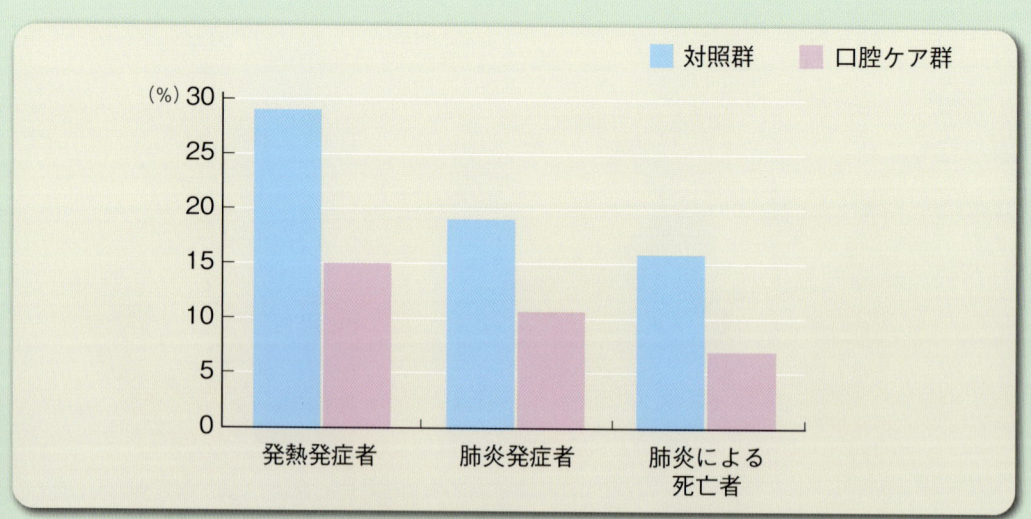

図6-13　口腔ケア群と対照群の発熱発症者，肺炎発症者，肺炎による死亡者

このことから，日常的口腔ケアに加え専門的口腔ケアを行うことによって誤嚥性肺炎のリスクを低下させることがしめされました．

家族，介護者との連携

口腔ケアの重要性が認識され，家族，介護者が日常的口腔ケアを行うことも多くなってきました．しかし，排泄，入浴，食事など他の介護も多く，日常的口腔ケアが負担になっている場合もあります．また，在宅では高齢化や核家族化が進み，介護者も高齢であることも多く，意欲があっても実際に行うことが難しい場合もあります．

家族であっても他人の口腔を清掃するのは怖いと感じる方が少なくありません．また，要介護者も他人に口の中を触られたくないと感じている方もいます．はじめは，新たな口腔ケアの方法や器具を指導するのではなく，今までの方法少し変更するなど負担の少ないことから開始し，肺炎のリスクなど口腔ケアの重要性を理解してもらい，口腔ケアを受け入れてもらうことが重要です．

要介護高齢者の身体状況，口腔状況，生活状況はさまざまであり，変化することも少なくありません．歯科医師，歯科衛生士は，汚れの残っていない完璧な口腔ケアを求めるのではなく，状況に応じて対応し，**日常的口腔ケアを継続してもらうよう支援していくことが重要**となります．

参考文献

Ⅰ　進行しやすい歯周病か
① 歯周病のリスクパターン
1. Lang NP, Adler R, Joss A, Nyman S：Absence of bleeding on probing：An indicator of periodontal stability. J Clin Periodontol, 17(10)：714-721, 1990.
2. Genco RJ, Borgnakke WS：Risk factors for periodontal disease. Periodontol 2000, 62(1)：59-94, 2013.
3. 吉江弘正，伊藤公一，村上伸也，申　基喆：臨床歯周病学．医歯薬出版，東京，2013.
4. 和泉雄一，木下淳博，沼部幸博，山本松男：ザ・ペリオドントロジー．第2版，永末書店，京都，2013.

② 検査の意味することは
1) Lang NP, Tonetti MS：Periodontal diagnosis in treated periodontitis：Why, when and how to use clinical parameters. J Clin Periodontol, 23：240-250, 1996.
2) 高橋慶壮：歯周治療 失敗回避のためのポイント33～なぜ歯周炎が進行するのか，なぜ治らないのか～．クインテッセンス出版，東京，2011.
3) Papantonopoulos G, Takahashi K, Bountis T, Loos BG：Mathematical modeling suggests that periodontitis behaves as a nonlinear chaotic dynamical process. J Periodontol, 84(10)：e29-39, 2013.
4) 高橋慶壮：歯内療法における臨床思考の技術．デンタルダイヤモンド社，東京，2014.
5) Lee CT, Huang HY, Sun TC, Karimbux N：Impact of patient compliance on tooth loss during supportive periodontal therapy：A systematic review and meta-analysis. J Dent Res, 94：777-786, 2015.
6) Papapanou PN, Wennström JL：The angular bony defect as indicator of further alveolar bone loss. J Clin Periodontol, 18：317-322, 1991.

③ リスク診断の重みづけ
1) Lang NP, Suvan JE, Tonetti MS：Risk factor assessment tools for the prevention of periodontitis progression a systematic review. J Clin Periodontol, 42(Sppul 16)：S59-70, 2015.

⑤ 糖尿病は歯周病を重症化させるか
1) Löe H：Periodontal disease. The sixth complication of diabetes mellitus. Diabetes Care, 16：329-334, 1993.
2) Nelson RG, Shlossman M, Budding LM, Pettitt DJ, Saad MF, Genco RJ, Knowler WC：Periodontal disease and NIDDM in Pima Indians. Diabetes Care, 13：836-840, 1990.
3) 財団法人8020推進財団：永久歯の抜歯原因調査報告書，2009.
4) 工藤値英子，三辺正人：FORUM合併症Ⅱ歯周病．（第1回）糖尿病が歯周病に与える影響．プラクティス，32(1)：16-19, 2015.
5) 工藤値英子，三辺正人：FORUM合併症Ⅱ歯周病．（第2回）糖尿病が歯周病に与える影響．プラクティス，32(2)：136-139, 2015.
6) Munenaga Y；Hiroshima Study Group, Yamashina T, Tanaka J, Nishimura F：Improvement of glycated hemoglobin in Japanese subjects with type 2 diabetes by resolution of periodontal inflammation using adjunct topical antibiotics：results from the Hiroshima Study. Diabetes Res Clin Pract, 100(1)：53-60, 2013.

Ⅱ　細菌・感染のコントロール
① 炎症の見極め
1) 日本歯周病学会編：歯周病の診断と治療の指針2007．第1版，医歯薬出版，東京，2007.

② 見えるプラーク
1) Richard AH, Gilbert P, High NJ, Kolenbrander PE, Handley PS：Bacterial coaggregation：An integral process in the development of multi-species biofilm. Trends Microbiol, 11：94-100, 2003.
2) Kadowaki T, Nakayama K, Okamoto K, Abe N, Baba A, Shi Y, Ratnayake DB, Yamamoto K：*Porphyromonas gingivalis* proteinases as virulence determinants in progression of periodontal diseases. J Biochem, 128：153-159, 2000.

③ 見えないプラーク
1) Cercek JF, Kiger RD, Garrett S, Egelberg J：Relative effects of plaque control and instrumentation on the clinical parameters of human periodontal disease. J Clin Periodontol, 10(1)：46-56, 1983.
2) Anderson GB, Palmer JA, Bye FL, Smith BA, Caffesse RG：Effectiveness of subgingival scaling and root planing：Single versus multiple episodes of instrumentation. J Periodontol, 67(4)：367-373, 1996.

④ 誰でもできるフラップ手術
1) 齋藤　淳：下顎前歯部の歯周外科手術．歯科医療，24(3)：14-20, 2010.
2) 日本歯周病学会編：歯周病患者における再生治療のガイドライン2012．医歯薬出版，東京，2014.

Ⅲ　力のコントロールと咬み合わせの回復
② 回復法の選択
1) Amsterdam M：Periodontal prosthesis：Twenty-five years in retrospect. Alpha Omegan, 67(3)：8-52, 1974.
2) Nevins M：Periodontal prosthesis reconsidered. Int J Prosthodont, 6(2)：209-217, 1993.
3) 高橋慶壮：第33章 歯周補綴．第2版 臨床歯周病学．医歯薬出版，東京，316-323, 2013.
4) 佐藤直志：歯周・補綴のメンテナンス．クインテッセンス出版，東京，2006.
5) 宮地達夫：欠損歯列の臨床評価と処置方針．医歯薬出版，東京，1998.
6) Brunsvold MA：Pathologic tooth migration. J Periodontol, 78：859-866, 2005.

Ⅳ インプラントへの対応
①治療前の心がまえ
1) Berglundh T, Lindhe J, Ericsson I, Marinello CP, Liljenberg B, Thomsen P：The soft tissue barrier at implants and teeth. Clin Oral Implants Res, 2(2)：81-90, 1991.
2) Faveri M, Figueiredo LC, Shibli JA, Perez-Chaparro PJ, Feres M：Microbiological diversity of peri-implantitis biofilms. Adv Exp Med Biol, 830：85-96, 2015.
3) Sgolastra F, Petrucci A, Severino M, Gatto R, Monaco A：Periodontitis, implant loss and peri-implantitis. A meta-analysis. Clin Oral Implants Res, 26(4)：e8-16, 2015.

②インプラント病変への適切な対応
1) Renvert S & Quirynen M：Risk indicators for peri-implantitis. A narrative review. Clin Oral Implants Res, 26 Suppl 11：15-44, 2015.
2) Lang NP, Berglundh T, Heitz-Mayfield LJ, Pjetursson BE, Salvi GE, Sanz M：Consensus statements and recommended clinical procedures regarding implant survival and complications. Int J Oral Maxillofac Implants, 19 Suppl：150-4, 2004.

Ⅴ 治療をいつまで続けるのか
①メインテナンスかSPTか
1) Becker W, Berg L, Becker BE：Untreated periodontal disease：A longitudinal study. J Periodontol, 50(5)：234-244, 1979.
2) Becker W, Becker BE, Berg LE：Periodontal treatment without maintenance：A retrospective study in 44 patients. J Periodontol, 55(9)：505-509, 1984.
3) Becker W, Berg L, Becker BE：The long term evaluation of periodontal treatment and maintenance in 95 patients. Int J Periodont Rest Dent, 4(2)：54-71, 1984.

②歯科医師・スタッフと患者の意識改革
1) 日本歯周病学会編：歯周病の検査・診断・治療計画の指針 2015. 医歯薬出版, 東京, 2015, 63-67.
2) Becker W, Becker BE, Caffesse R, Kerry G, Ochsenbein C, Morrison E, Prichard J：A longitudinal study comparing scaling, osseous surgery, and modified Widman procedures：Results after 5 years. J Periodontol, 72：1675-1684, 2001.
3) Rosling B, Serino G, Hellström MK, Socransky SS, Lindhe J：Longitudinal periodontal tissue alterations during supportive therapy. J Clin Periodontol, 28：241-249, 2001.
4) Harris NO, Christen AG：Primary Preventive Dentistry. 4th ed, Appleton and Lange, Stanford, 1995.
5) Miyamoto T, Kumagai T, Lang MS, Nunn ME：Compliance as a prognostic indicator. II. Impact of patient's compliance to the individual tooth survival. J Periodontol, 81：1280-1288, 2010.

Ⅵ 予防と介護に向けて
①小中高生・成人への健康啓発
1) 梅田 誠：歯周病原細菌の親から子への伝播について. 歯科臨床研究, 3：66-72, 2008.
2) 梅田 誠：生活習慣病対策の中での歯周病予防とその意義を見る―日常臨床で接する患者への対応：歯周病. Life Style Medicine, 1：247-253, 2007.
3) 梅田 誠, 和泉雄一：循環器疾患（心疾患・脳血管疾患等）と歯周病. 沼部幸博, 和泉雄一編著. デンタルハイジーン別冊 歯科衛生士のためのペリオドンタルメディシン 全身の健康と歯周病とのかかわり. 医歯薬出版, 東京, 2009, 82-89.
4) 梅田 誠：小児の歯周病. 思春期の歯周病. 和泉雄一, 沼部幸博, 山本松男, 木下淳博編. ザ・ペリオドントロジー第2版, 永末書店, 京都, 2014, 194-198.

②フレイル(虚弱)患者への歯周治療はどこが違う
1) 日本老年医学会：フレイルに関する日本老年医学会からのステートメント. 2014. http://www.jpn-geriat-soc.or.jp/info/topics/pdf/20140513_01_01.pdf（参照2015.5.23）
2) 葛谷雅文：超高齢社会における虚弱の評価と介入の重要性. 医事新報, 4599：27-31, 2012.
3) Shimada H, Makizako H, Doi T, Yoshida D, Tsutsumimoto K, Anan Y, Uemura K, Ito T, Lee S, Park H, Suzuki T：Combined prevalence of frailty and mild cognitive impairment in a population of elderly Japanese people. J Am Med Dir Assoc, 14：518-524, 2013.
4) Wennström JL：Treatment of periodontal disease in older adults. Periodontol 2000, 16：106-112, 1998.
5) 一般社団法人・日本口腔衛生学会編：平成23年歯科疾患実態調査報告. 口腔保健協会, 東京, 2013.
6) 新庄文明, 植田耕一郎, 牛山京子, 大山 篤, 菊谷 武, 寺岡加代：介護予防と口腔機能の向上Q＆A. 医歯薬出版, 東京, 2006, 5-85.

③喜ばれる訪問歯科診療の実際
1) 引田克彦, 米山武義, 太田昌子, 橋本賢二, 三宅洋一郎：プロフェッショナル・オーラル・ヘルス・ケアを受けた高齢者の咽頭細菌数の変動. 日老医誌, 34：120-124, 1997.
2) 米山武義, 吉田光由, 佐々木英忠, 橋本賢二, 三宅洋一郎, 向井美惠, 渡辺 誠, 赤川安正：要介護高齢者に対する口腔衛生の誤嚥性肺炎予防効果に関する研究. 日本歯科医学会誌, 20：58-68, 2001.
3) Yoneyama T, Yoshida Y, Matsui T, Sasaki H：Oral care and pneumonia. Lancet, 354：515, 1999.

INDEX

あ
アドヒアランス …… 41

い
医院経営 …… 5
医科での投薬内容 …… 27
易感染性 …… 25
医師との連携 …… 29
医師の協力が必要なリスク因子 …… 16
一次予防 …… 31
一酸化炭素 …… 20
遺伝的疾患 …… 14
飲酒 …… 80
インフォームドコンセント …… 41
インプラント・オーバーデンチャー …… 69
インプラント周囲炎 …… 68, 74, 75
　　──のリスク因子 …… 68
インプラント周囲粘膜炎 …… 68, 74, 75
インプラント治療 …… 4, 68, 73

え
エックス線検査 …… 12
縁上スケーリング …… 10
炎症性サイトカイン産生亢進 …… 25
炎症のコントロール …… 34, 60

お
オーラルヘルスプロモーション …… 30
オクルーザルインディケーターワックス …… 61

か
介護予防 …… 3
外傷力のコントロール …… 60
化学的プラークコントロール …… 50
可撤式義歯 …… 66
環境因子 …… 28, 80
観血処置 …… 27
患者主導 …… 42
患者との良好な信頼関係 …… 42
感受性 …… 8
間接リウマチ …… 19
カンチレバーブリッジ …… 66

き
機械的口腔清掃 …… 92
機械的プラークコントロール …… 50
義歯 …… 66
器質的ケア …… 29
喫煙 …… 19, 21, 22, 80, 93
喫煙者 …… 74
　　──に対する歯周治療 …… 23
局所麻酔薬 …… 27
局所薬物送達療法 …… 52
禁煙指導 …… 23, 26

く
クレンチング …… 22
クロスアーチブリッジ …… 66

け
経口抗菌薬 …… 53
血管障害 …… 25
健康寿命 …… 28, 94
健康日本21 …… 72

こ
交感神経の亢進 …… 22
抗菌薬 …… 21, 46
口腔インプラント治療 …… 64
口腔乾燥 …… 25
口腔管理 …… 33
口腔機能回復治療 …… 19, 65, 66
口腔ケア …… 98
口腔細菌のコントロール …… 29
口腔清掃 …… 91, 92, 99
口腔清掃指導 …… 87
咬合の検査 …… 60
咬合様式 …… 13
咬合力のコントロール …… 34
口呼吸 …… 39
高リスク …… 34
高齢者 …… 3, 69, 96
誤嚥性肺炎 …… 101
骨粗鬆症 …… 19
コンプライアンス …… 40

さ
細菌因子 …… 28
細菌のコントロール …… 49
最小限の治療 …… 10
再評価 …… 56
細胞傷害 …… 25
殺菌薬 …… 49
三次予防 …… 31, 34

し
歯科衛生士 …… 29
歯科通院習慣 …… 86
歯科で対応可能なリスク因子 …… 16
自己暗示 …… 63
自己管理 …… 31, 33
歯根歯折 …… 38
歯周炎 …… 10, 12
　　──のハイリスク患者 …… 14
歯周基本治療 …… 4, 5, 19
歯周外科治療 …… 5, 19, 21, 54
歯周組織検査 …… 84
歯周組織の炎症 …… 12
歯周組織破壊 …… 10, 12, 15
　　──の様式 …… 8
歯周治療 …… 28, 81
　　──の流れ …… 2, 19
　　──の予後 …… 8
歯周病 …… 24
　　──のリスク因子 …… 15
　　──のリスク度 …… 8
歯周病患者のタイプ …… 86
歯周病原細菌 …… 8, 10, 20, 90
歯周ポケット …… 10, 48
歯周補綴 …… 64
歯周薬物療法 …… 52
システムづくり …… 82
歯槽骨の吸収 …… 12
歯肉炎 …… 10, 12
歯肉縁下プラーク …… 37, 38, 48
歯肉縁上プラーク …… 12, 36, 48
歯肉溝上皮 …… 36
歯肉溝滲出液 …… 37
歯肉出血 …… 38
歯肉増殖 …… 38
宿主因子 …… 28, 80
出血 …… 37, 85
術後管理 …… 56
消毒薬 …… 49
女性ホルモン …… 92
歯列矯正 …… 65

歯列不正 ……………………… 13, 65, 80
侵襲性歯周炎 ………………… 14, 91
診断 ……………………………… 2
診療報酬 ………………………… 5

す
水平麻酔 ………………………… 56
スケーリング …………………… 32
ストレス ………………… 22, 80, 93

せ
生活習慣 ……………………… 8, 14
―― の改善指導 ……………… 26
生活習慣病 ……………………… 95
切開 ……………………………… 55
積極的治療 ……………………… 10
接合上皮 ………………………… 36
セルフケア ………………… 31, 56, 74
全身性疾患 …………………… 14, 80
専門的口腔ケア ………………… 100

た
タール …………………………… 20
多職種連携 ……………………… 30
たばこ …………………………… 20

ち
チーム医療 ……………………… 30
中等度リスク …………………… 34
治療方針 ………………………… 2

て
低リスク ………………………… 34

と
糖尿病 …………………… 19, 24, 80
糖尿病患者 ……………… 26, 28, 74
―― における医科への情報提供書
 ……………………………… 26

な
ナイトガード …………………… 63

に
肉芽組織の除去 ………………… 55
ニコチン ………………………… 20
二次予防 …………………… 31, 33
日常的口腔ケア ………………… 100

は
肺炎 …………………………… 100
バイオフィルム ……………… 31, 48
―― の除去 …………………… 49
剥離 ……………………………… 55
白血病 …………………………… 38
発熱 …………………………… 100

ひ
非プラーク性歯肉病変 ………… 39

ふ
部位特異性 ……………………… 15
付着の喪失 ……………………… 12
プラークコントロール
 ……………… 19, 31, 44, 46, 56, 79, 96
ブラキサー ……………………… 62
ブラキシズム ……………… 13, 22, 62
ブラキソマニア ………………… 62
ブラッシング指導 ……………… 46
フラップ手術 …………………… 54
ブリッジ ………………………… 66
フレイル ………………………… 94
フレミタス ……………………… 60
プロービング深さ ……………… 85
プロフェッショナルケア
 ……………………… 31, 49, 56, 74

へ
ヘミデスモゾーム結合 ………… 37

ほ
包括的歯周治療 ………………… 64
縫合 ……………………………… 55
訪問歯科診療 …………………… 98
ボーンサウンディング ………… 55
ポケットプロービング ………… 12
保湿指導 ………………………… 26

ま
麻酔 ……………………………… 56
慢性歯周炎 ……………………… 14

み
見えないプラーク ……………… 45
見えるプラーク ………………… 45

め
メインテナンス
 ……………… 5, 9, 11, 19, 33, 34, 78, 81, 96
目に見えない因子 ……………… 13
免疫系の機能 …………………… 22

も
モチベーション ………………… 33
問診 ……………………………… 84

や
夜間のブラキシズムの診断基準 …… 62
薬物療法 …………………… 21, 23

よ
要介護高齢者 ………………… 101
要介護者 …………………… 3, 98
予防 ……………………………… 31

り
リジッドサポート ……………… 67
リスク因子 ……………… 9, 16, 18, 80
リスク度 ………………………… 16
臨床診断 ………………………… 13

る
累積的防御療法 ………………… 75

れ
連結固定 …………………… 64, 66

欧文索引

数字
0次予防 ………………………… 31
2型糖尿病患者 ………………… 24
8020運動 ……………………… 72

欧文
BOP ……………………………… 11
CIST ……………………………… 75
Er-YAGレーザー ……………… 51
matually protected occlusion ……… 65
non-linear chaotic model ……… 14
P. intermedia ………………… 92
PMTC ……………… 10, 32, 33, 79
PTC ………………………… 32, 79
QOL ……………………………… 28
SPT ……… 5, 9, 11, 19, 33, 34, 78, 81, 85
SRP ……………………… 4, 49, 54, 79
wr値 ……………………………… 18

患者さんに語る シンプル歯周治療	ISBN978-4-263-44461-0

2016年3月10日 第1版第1刷発行

編 者 吉 江 弘 正
　　　　和 泉 雄 一
発行者 大 畑 秀 穂
発行所 医歯薬出版株式会社
〒113-8612　東京都文京区本駒込1-7-10
TEL.(03)5395-7638(編集)・7630(販売)
FAX.(03)5395-7639(編集)・7633(販売)
http://www.ishiyaku.co.jp/
郵便振替番号 00190-5-13816

乱丁，落丁の際はお取り替えいたします．　　　　印刷・真興社／製本・皆川製本所
© Ishiyaku Publishers, Inc., 2016. Printed in Japan

本書の複製権・翻訳権・翻案権・上映権・譲渡権・貸与権・公衆送信権(送信可能化権を含む)・口述権は，医歯薬出版(株)が保有します．
本書を無断で複製する行為(コピー，スキャン，デジタルデータ化など)は，「私的使用のための複製」などの著作権法上の限られた例外を除き禁じられています．また私的使用に該当する場合であっても，請負業者等の第三者に依頼し上記の行為を行うことは違法となります．

JCOPY <(社)出版者著作権管理機構 委託出版物>
本書をコピーやスキャン等により複製される場合は，そのつど事前に(社)出版者著作権管理機構(電話03-3513-6969，FAX 03-3513-6979，e-mail:info@jcopy.or.jp)の許諾を得てください．